실습 I

방사선영상학

Radiologic Imaging Practice Workbook I

대표저자 장현철 (수성대학교)

편집위원 나길주 (목포과학대학교)

우창우 (경산중앙병원)

이기백 (충북보건과학대학교)

신정섭 (선린대학교)

조평곤 (대구가톨릭대학교)

장경환 (극동대학교)

주명식 (송호대학교)

도서출판 대학서림

PREFACE

방사선 영상 검사는 임상 진단에서 필수적인 도구로, 인체의 다양한 부위와 계통의 질환을 식별하고 평가하는 데 중요한 역할을 한다. 그 중에서도 X-선 검사는 가장 기본적이며 많이 사용되는 방법이다. 이러한 이유로 방사선영상학 실습 교과목은 방사선학을 전공하는 학생들에게 매우 중요하며, 임상에서 요구되는 실무 능력을 갖추는 데 필수적이다.

이 교재는 임상에서 빈번하게 사용되는 부위별 방사선 검사를 중심으로 구성되어 있다. 각 부위별 검사에는 그 목적과 방법이 상세히 설명되어 있으며, 실습 과정에서 학생들이 주의해야 할 평가 사항도 포함되어 있다. 또한, 방사선학 전공 학생들이 국가고시를 준비하는 데 도움이 되도록 설계하였다. 각 장에서는 구체적인 학습 목표를 제시하고, 이를 달성하기 위한 단계별 학습 방법을 안내하였다.

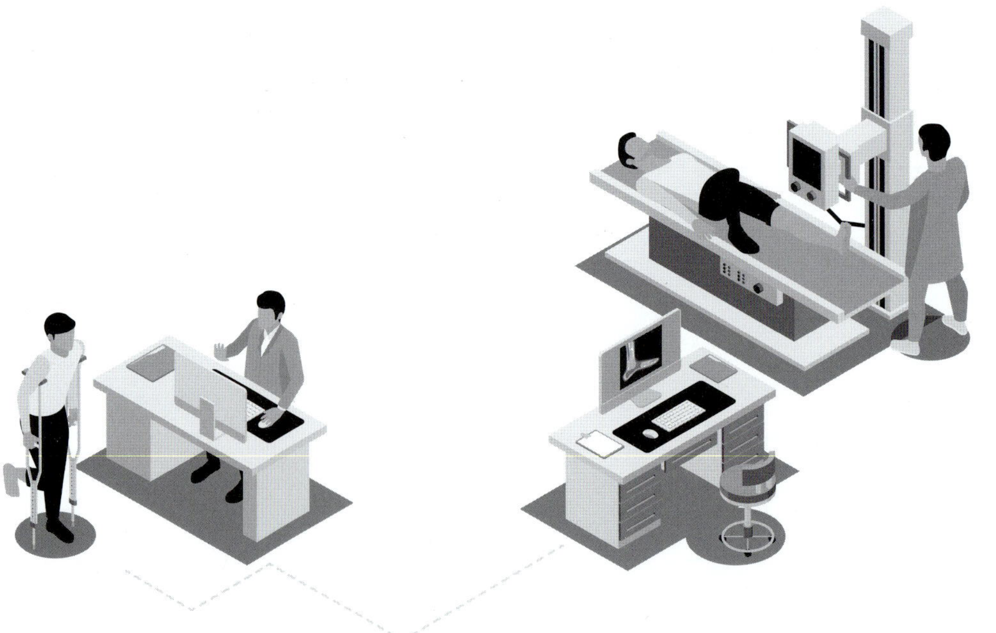

방 · 사 · 선 · 영 · 상 · 학 · 실 · 습 · I

실습 과정에서 이론적 지식의 적용과 더불어, 실제 장비 사용법과 검사 기술을 습득하는 것이 중요하다. 이 교재는 실습 시 평가 사항을 명확히 제시하여, 학생들이 자신의 실습 과정을 점검하고 개선할 수 있도록 한다. 또한, 실습을 통해 최종 점검 및 평가를 받을 수 있도록 하여, 학생들이 자신의 학습 성과를 확인하고, 부족한 부분을 보완할 수 있는 기회를 제공하고자 하였다.

국가고시 학습목표를 기준으로 집필하였으며 학생들이 국가고시 시험에 필요한 이론적 지식과 실무 능력을 균형 있게 학습할 수 있도록 하였다.

이 교재가 방사선학을 전공하는 학생들에게 유용한 학습 도구가 되기를 바라며, 전문성을 갖춘 방사선사가 되는 데 기여할 수 있기를 기대한다.

출판을 위해 애써주신 대학서림 대표님과 직원분들에게 진심으로 감사드리며, 앞으로도 지속적으로 교재를 수정하고 보완하여, 더 나은 학습 자료를 제공할 것을 약속드린다.

2024년 8월

대표저자 장현철

CONTENTS

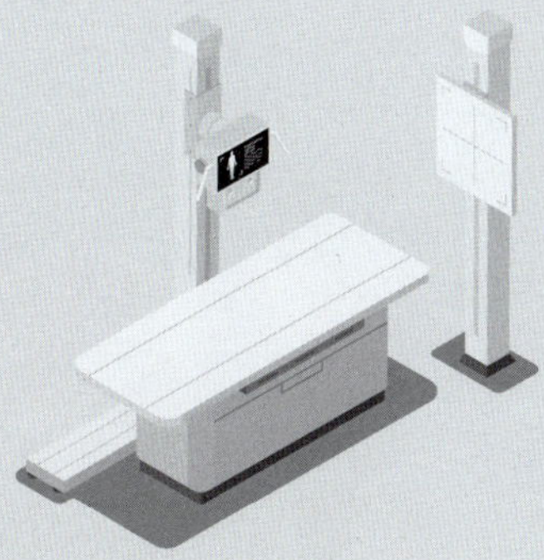

01

방사선 검사 관련용어 &
방사선사 의무와 책임

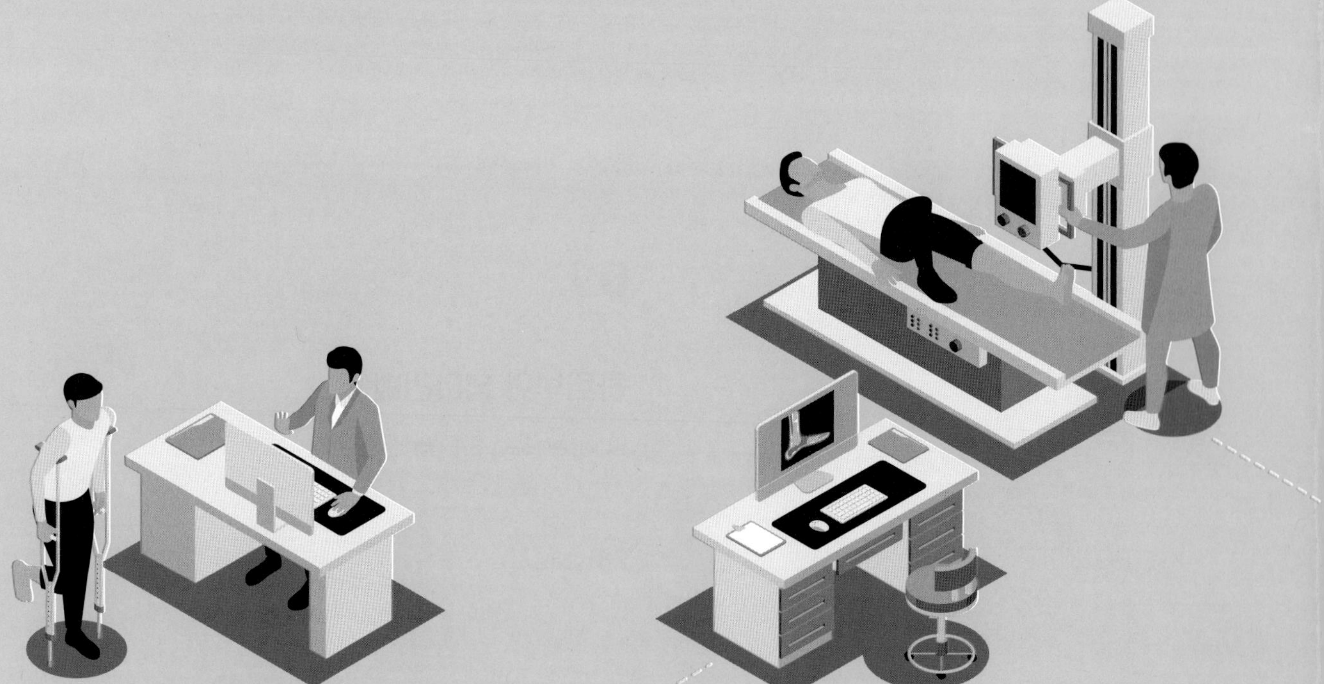

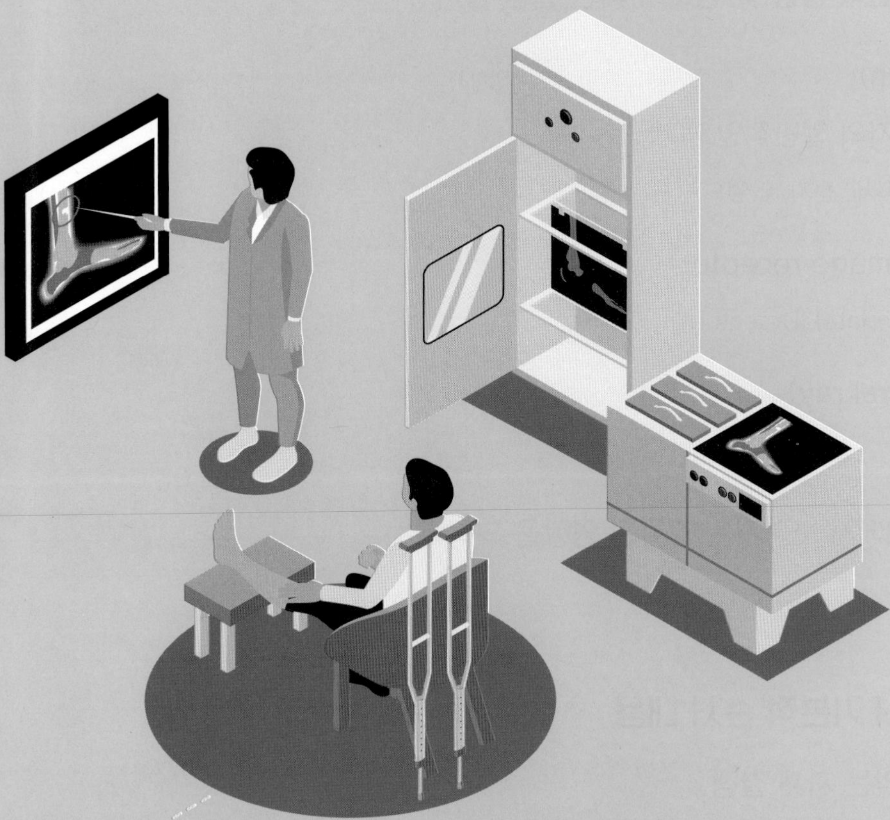

학습목표

❶ 방사선 검사 관련 용어를 설명할 수 있다.

❷ 방사선사의 의무와 책임에 대해 설명할 수 있다.

❸ 방사선사 윤리강령에 대해 설명할 수 있다.

01 방사선 검사 관련 용어

1 방사선 검사 시 관련 용어

1) 검사방향(Projection)

: X-선 중심선의 방향 및 경로에 대한 설명 용어

2) 자세(Position)

: 검사 시 환자의 일반적인 자세

ex 바로누운자세, 선자세, 엎드린자세 등

3) 영상수용체(Image receptor)

ex IP(Image plate), Detector

4) 중심선(Central ray)

5) 영상(View)

: 영상수용체에서 보여지는 방사선 영상을 의미

2 방사선 검사 시 기본적 순서 내용

1) 검사부위에 맞는 자세 결정
2) 중심선 정렬
3) 조사야 조절 및 방사선 방어
4) 필요시 호흡에 대한 설명
5) 엑스선 노출

3 신체표면 부위와 관련된 용어

1) 배쪽(앞쪽, Ventral)

: 신체의 전면부(앞쪽부)

2) 등쪽(뒤쪽, Dorsal)

: 신체의 후면부(뒤쪽부)

손등과 발등이 포함

3) 손바닥(Palmar)

: 해부학적 자세에서 손의 앞면 또는 배쪽 표면

4) 발바닥(Plantar)

: 발 표면의 후방부

4 신체 부분의 관계와 관련된 용어

1) 안쪽(Medial)

: 신체의 정중면(중심면)에서 가까운 내측을 의미

2) 가쪽(Lateral)

: 신체의 정중면(중심면)에서 멀어지는 것을 의미

3) 몸쪽(Proximal)

: 시작되는 부위(근원)에서 가까운 곳

4) 먼쪽(Distal)

: 시작되는 부위(근원)에서 멀어져 있는 곳

5) 머리쪽(Cephalad)

: 몸의 머리끝을 향하는 의미

6) 다리쪽(Caudad)

: 몸의 다리끝을 향하는 의미

5 움직임과 관련된 용어

1) 엎침(Pronation)

: 손바닥이 아래로 향하는 자세(해부학 자세와 반대 자세)

2) 뒤침(Supination)

: 손바닥이 위를 향하는 자세(해부학 자세)

3) 편위(deviation)

: 옆으로 빗나가거나 정상적인 방향으로부터 회전한 상태

- **노뼈쪽 편위**(Radial deviation)

  : 노뼈쪽으로 기울거나 회전한 상태

- **자뼈쪽 편위**(Ulnar deviation)

  : 자뼈쪽으로 기울거나 회전한 상태

4) 발등굽힘(Dorsiflexion)

: 다리와 발들의 각을 감소시키는 자세

발과 발가락을 위로 움직이는 자세

5) 발바닥쪽굽힘(Plantar flexion)

: 발바닥쪽으로 관절을 구부려 각을 감소시키는 자세

발과 발가락을 정상자세에서 아래쪽으로 움직이는 자세

6) 굽힘(Flexion)

: 관절을 구부려 관절 사이의 각을 감소시키는 것을 의미

7) 폄(Extension)

: 관절을 펴서 관절 사이의 각이 증가되는 것을 의미

8) 벌림(Abduction)

: 팔이나 다리가 인체에서 멀어지는 운동

9) 모음(Adduction)

: 팔이나 다리가 인체를 향하는 운동

02 방사선사의 의무와 책임

1 설명과 동의

방사선사는 검사를 실시하기 전 환자에게 검사에 대한 설명을 이해할 수 있도록 설명하고, 동의를 얻은 후 검사를 진행해야 한다.

2 비밀유지

검사결과 및 업무상에 알게된 환자의 정보는 담당의사를 제외한 누구에게도 누설해서는 절대 안된다.

3 방사선 검사(X-선 검사) 절차

1) 환자의 등록번호 및 성명을 확인한다.
2) 환자에 따른 검사명을 확인한다.
3) 검사 전 환자에게 검사 내용을 설명하고, 환자가 협조할 수 있도록 한다.
4) 검사 실시 및 검사에 따른 영상을 확인한다.
5) 검사가 끝나면 환자가 이동경로 및 위치를 안내한다.

4 방사선 검사(X-선 검사) 시 주의사항

1) 탈의가 필요한 환자는 탈의실을 이용하여 검사복으로 갈아입도록 한다.
2) 검사와 관련된 환자정보는 노출이 되지 않도록 주의한다.
3) 검사 시 환자 앞에서 방사선사 동료 간 대화는 자제한다.
4) 응급환자 및 소아, 보행이 불편한 환자 등은 검사 시 검사실에서 안전사고가 일어나지 않도록 주의한다

5 검사 시 사고발생

검사 시 발생한 모든 사고는 즉시 해당 부서의 장에게 보고해야 한다.

사고와 관련된 환자의 정보는 비밀유지 하여야 한다.

03 방사선사 윤리강령

1 방사선사는 인간존중에 최우선하는 직업윤리를 실천해야 한다.

2 방사선사는 심오한 학문적 연구와 발전적 기술향상을 위하여 평생교육에 힘써야 한다.

3 방사선사는 방사선 관리의 적정을 기하여 환자에 대한 피폭선량 경감을 위하여 노력해야 한다.

4 방사선사는 국민의료봉사를 행함에 있어 직업적 품위를 지키며 사회적 신뢰를 받기 위해 노력해야 한다.

5 방사선사는 국민보건향상의 일익을 담당하는 전문직업인으로서 긍지를 갖는다.

02

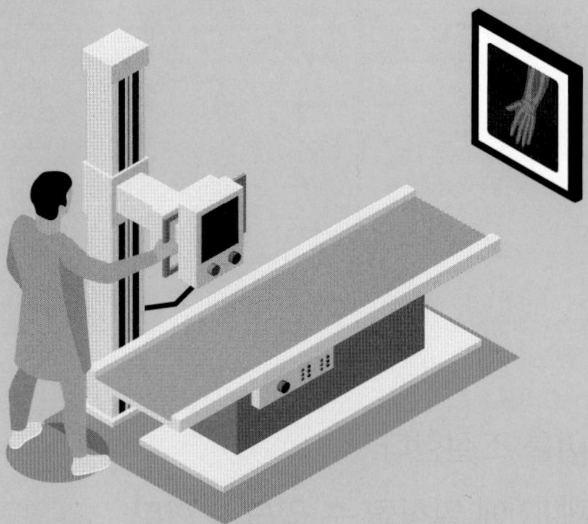

손과 손목관절

Hand & Wrist Joint

학습목표

❶ 손 후전방향 검사를 시행할 수 있다.

❷ 손 후전 사방향 검사를 시행할 수 있다.

❸ 손 측방향 검사를 시행할 수 있다.

❹ 손목관절 후전방향 검사를 시행할 수 있다.

❺ 손목관절 측방향 검사를 시행할 수 있다.

❻ 손목관절 후전 사방향 검사를 시행할 수 있다.

❼ 손목관절 전후 사방향 검사를 시행할 수 있다.

❽ 손목굴 접선방향 검사를 시행할 수 있다.

01 손 후전방향 검사
Hand PA Projection

1 검사목적

손허리뼈와 손가락뼈의 골절 및 탈구, 변형 등 관찰

- metacapals fracture
- phalanges fracture
- metacapals & phalanges의 dislocation

2 검사방법

1) 환자를 테이블 가까이 앉도록 한 후, 테이블 높이를 조절한다.
2) 손은 엎침(pronation)시켜 손바닥이 영상수용체(IR)에 밀착될 수 있도록 한다.
3) 손가락이 겹쳐지지 않도록 한다.
4) 손과 위팔뼈의 장축이 영상수용체(IR) 장축과 평행되게 한다.

3 중심선

3rd metacarpophalangeal joint에 수직 입사

4 실습 시 평가사항

1) 조사야 크기를 적절하게 조절한다.
2) 손과 손가락이 회전 되지 않아야 한다.
3) 손허리-손가락관절(metacarpophalangeal joint)이 열려 보여야 한다.
4) 손가락뼈 사이 관절이 열려 보여야 한다.
5) 뼈의 구조와 연부조직이 잘 나타나야 한다.
6) 표지자(side marker)는 적절한 위치에 있어야 한다.

5 조사야 크기

8 × 10 inch (18 × 24 cm)

6 검사조건

kVp	mAs	SID(cm)

7 영상평가 기준에 따른 자가 진단 평가

☐ 탁월 ☐ 우수 ☐ 보통 ☐ 미흡

8 실습을 통한 최종 점검 및 평가

번호	평가내용	그렇다	보통이다	아니다
01	손 후전방향 검사방법을 설명할 수 있다.	☐	☐	☐
02	손 후전방향 검사를 스스로 시행하고 영상을 평가할 수 있다.	☐	☐	☐

memo

9 영상 해부학

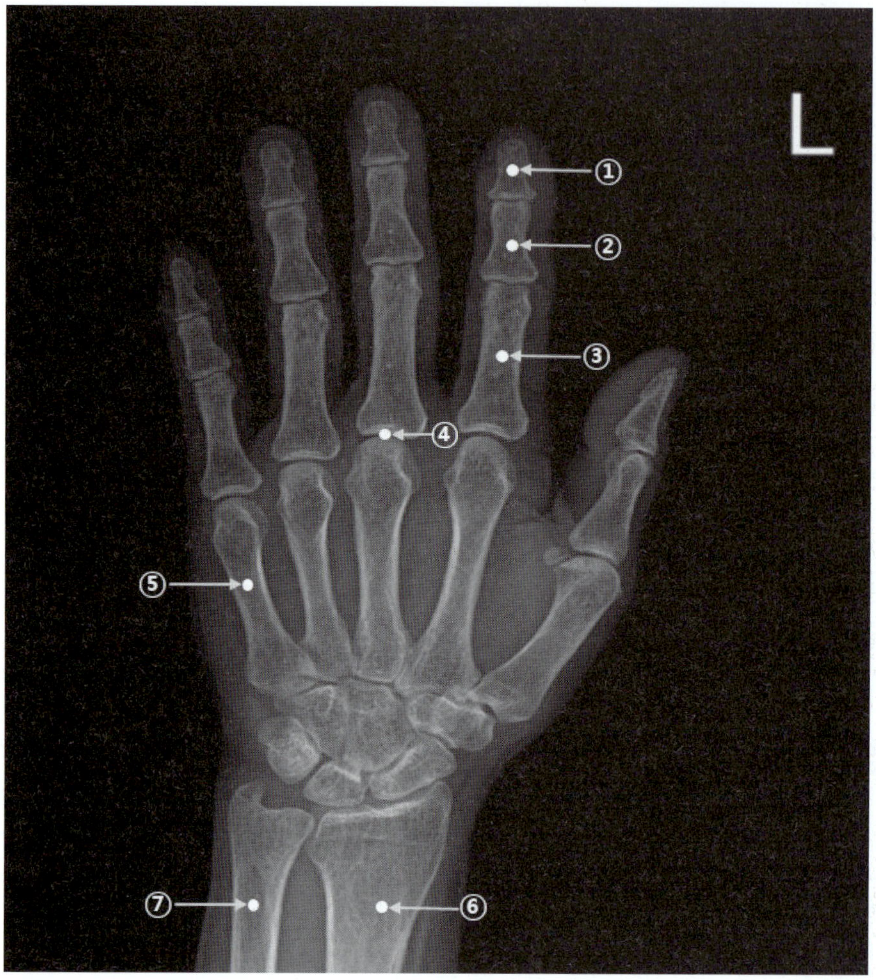

① : 끝마디뼈 (Distal phalanx)

② : 중간마디뼈 (Middle phalanx)

③ : 첫마디뼈 (Proximal phalanx)

④ : 셋째 손허리손가락관절 (3rd metacarpophalangeal joint)

⑤ : 손허리뼈 (Metacarpals)

⑥ : 노뼈 (Radius)

⑦ : 자뼈 (Ulna)

실습한 Hand PA Projection 영상을 붙여 봅시다.

실습한 영상 붙이는 곳

Hand PA Projection 검사방법에 대해 작성해 봅시다.

02 손 후전 사방향 검사

Hand PA Oblique Projection

1 검사목적

손허리뼈와 손가락뼈의 병리적인 상태 및 골절 등 관찰

- metacapals fracture
- phalanges fracture
- Boxer's fracture
- soft tissue(injury, abnormalities)

2 검사방법

1) 환자를 테이블 가까이 앉도록 한 후, 테이블 높이를 조절한다.
2) 영상수용체(IR)에 손을 엎침(pronation)시킨다.
3) 손과 손목 전체를 측면으로 45도 회전 시킨다.
4) 손가락이 겹쳐지지 않게 한다.

3 중심선

3rd metacarpophalangeal joint에 수직 입사

4 실습 시 평가사항

1) 조사야 크기를 적절하게 조절한다.
2) 3rd ~ 5th 손허리뼈 몸통이 최소한 겹쳐지지 않고 나타나야 한다.
3) 손가락들은 분리되어 나타나야 한다.
4) 뼈의 구조와 연부조직이 잘 나타나야 한다.
5) 표지자(side marker)는 적절한 위치에 있어야 한다.
6) 표지자(side marker)는 적절한 위치에 있어야 한다.

5 조사야 크기

8 × 10 inch (18 × 24 cm)

6 검사조건

kVp	mAs	SID(cm)

7 영상평가 기준에 따른 자가 진단 평가

☐ 탁월 ☐ 우수 ☐ 보통 ☐ 미흡

8 실습을 통한 최종 점검 및 평가

번호	평가내용	그렇다	보통이다	아니다
01	손 후전 사방향 검사방법을 설명할 수 있다.	☐	☐	☐
02	손 후전 사방향 검사를 스스로 시행하고 영상을 평가할 수 있다.	☐	☐	☐

memo

9 영상 해부학

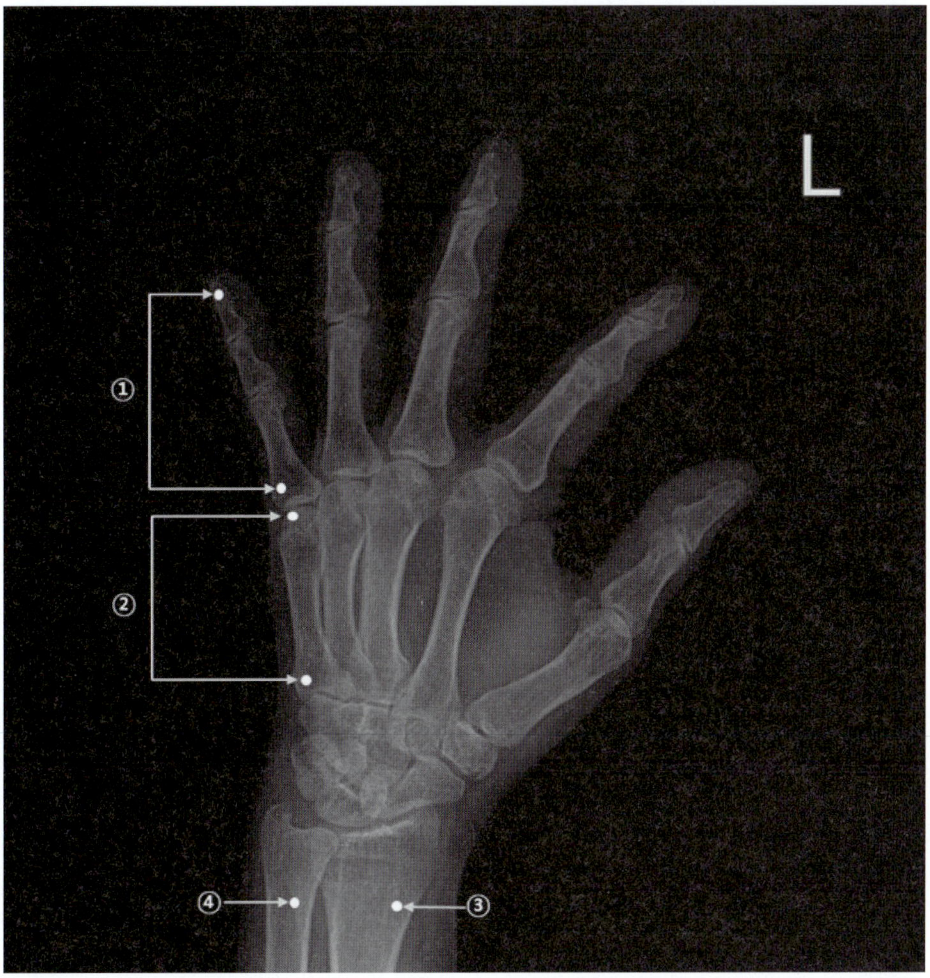

① : 손가락뼈 (Phalanges)

② : 손허리뼈 (Metacarpals)

③ : 노뼈 (Radius)

④ : 자뼈 (Ulna)

실습한 Hand PA Oblique Projection 영상을 붙여 봅시다.

실습한 영상 붙이는 곳

Hand PA Oblique Projection 검사방법에 대해 작성해 봅시다.

03 손 측방향 검사

Hand Lateral Projection

"Fan position"

1 검사목적

손가락뼈의 골절 및 탈구, 이물질 등 관찰

- metacapals fracture
- phalanges fracture
- foreign body

2 검사방법

1) 환자를 테이블 가까이 앉도록 한 후, 테이블 높이를 조절한다.
2) 자뼈 부분이 아래로 향하게 하여 영상수용체(IR)에 닿도록 한다.
   (손바닥이 영상수용체면에 직각이 되게 한다.)
3) 손가락을 부채꼴 모양으로 펼친다.
4) 손가락이 겹쳐지지 않게 한다.

3 중심선

2nd metacarpophalangeal joint에 수직 입사

4 실습 시 평가사항

1) 조사야 크기를 적절하게 조절한다.
2) 손허리뼈는 겹쳐져서 나타나야 한다.
3) 손가락뼈는 겹치지 않고 잘 나타나야 한다.
4) 뼈의 구조와 연부조직이 잘 나타나야 한다.
5) 표지자(side marker)는 적절한 위치에 있어야 한다.

5 조사야 크기

8 × 10 inch (18 × 24 cm)

6 검사조건

kVp	mAs	SID(cm)

7 영상평가 기준에 따른 자가 진단 평가

☐ 탁월 ☐ 우수 ☐ 보통 ☐ 미흡

8 실습을 통한 최종 점검 및 평가

번호	평가내용	그렇다	보통이다	아니다
01	손 측방향 검사방법을 설명할 수 있다.	☐	☐	☐
02	손 측방향 검사를 스스로 시행하고 영상을 평가할 수 있다.	☐	☐	☐

memo

9 영상 해부학

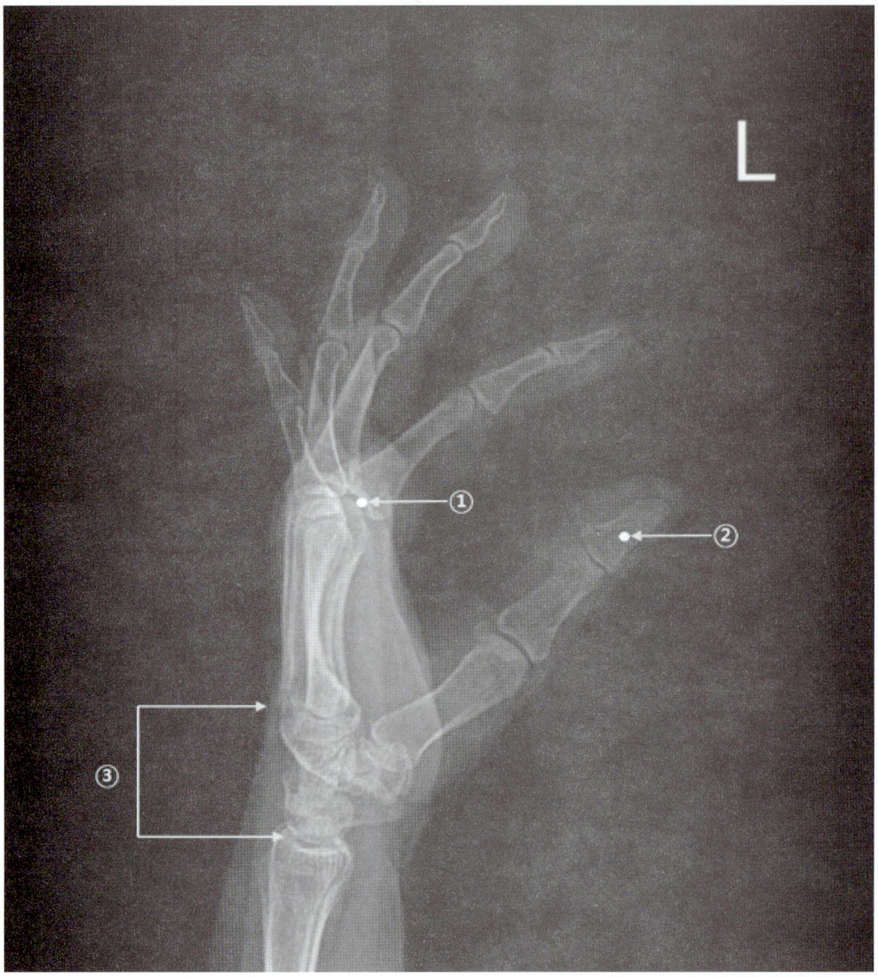

① : 손허리손가락관절 (MCP joint)

② : 엄지손가락 (Thumb)

③ : 손목뼈 (Capals)

실습한 Hand Lateral Projection- “Fan position” 영상을 붙여 봅시다.

실습한 영상 붙이는 곳

Hand Lateral Projection- “Fan position” 검사방법에 대해 작성해 봅시다.

04 손목관절 후전방향 검사

Wrist PA Projection

1 검사목적

손목뼈의 골절 및 탈구 등 관찰

- Scaphoid, Capitate, Lunate fracture
- Scaphoid dislocation
- Colle's fracture

2 검사방법

1) 환자를 테이블 가까이 앉도록 한 후, 테이블 높이를 조절한다.
2) 손을 엎침(pronation)하여 손목관절 부분을 영상수용체(IR)에 중심에 위치 시킨다.
3) 손목관절 부분이 영상수용체(IR)에 밀착 되게 한다.
4) 손과 아래팔(forearm)의 장축이 영상수용체 장축과 평행이 되게 한다.

3 중심선

손목관절 중앙을 향해 수직 입사

4 실습 시 평가사항

1) 조사야 크기를 적절하게 조절한다.
2) 손목뼈 전체가 잘 나타나야 한다.
3) 손목관절 부분이 영상수용체에 잘 밀착되도록 손가락을 약간 구부린다.
4) 뼈의 구조와 연부조직이 잘 나타나야 한다.
5) 표지자(side marker)는 적절한 위치에 있어야 한다.

5 조사야 크기

8 × 10 inch (18 × 24 cm)

6 검사조건

kVp	mAs	SID(cm)

7 영상평가 기준에 따른 자가 진단 평가

☐ 탁월 ☐ 우수 ☐ 보통 ☐ 미흡

8 실습을 통한 최종 점검 및 평가

번호	평가내용	그렇다	보통이다	아니다
01	손목관절 후전방향 검사방법을 설명할 수 있다.	☐	☐	☐
02	손목관절 후전방향 검사를 스스로 시행하고 영상을 평가할 수 있다.	☐	☐	☐

memo

9 영상 해부학

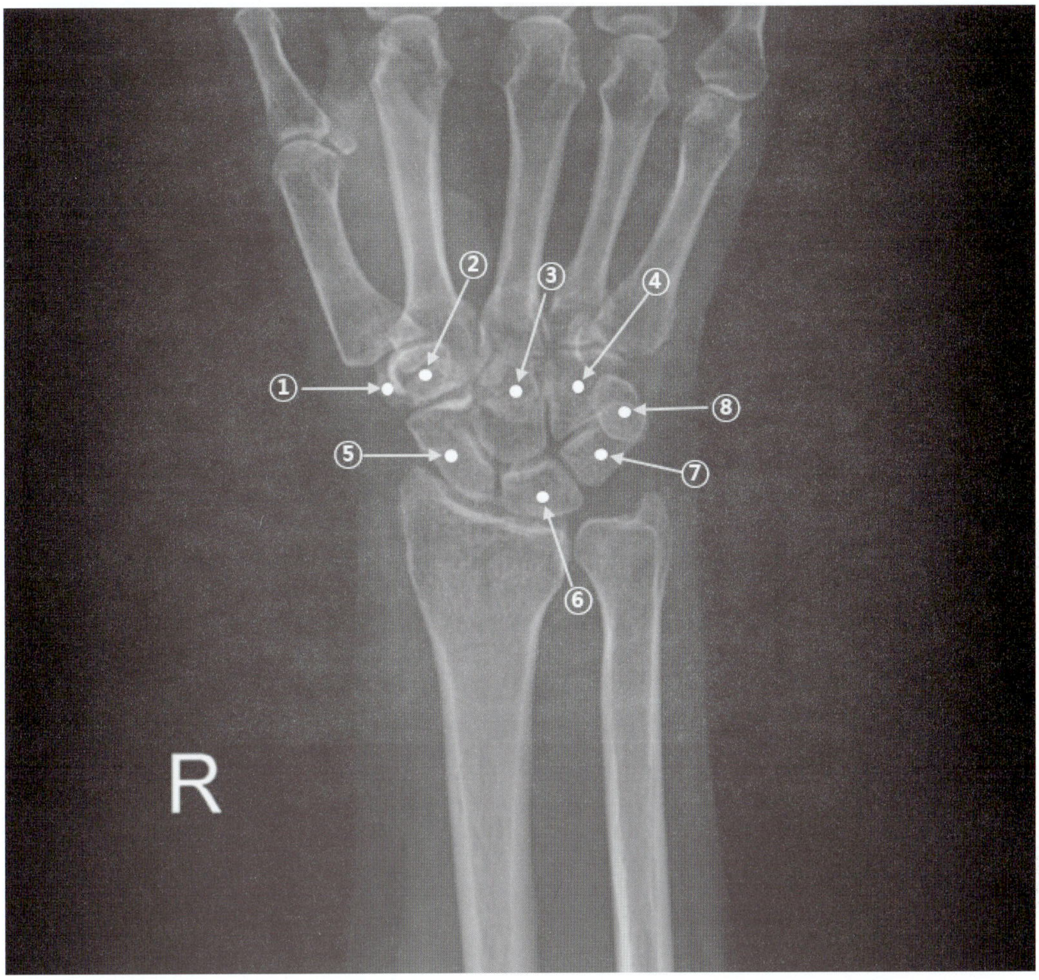

① : 큰마름뼈 (Trapezium)

② : 작은마름뼈 (Trapezoid)

③ : 알머리뼈 (Capitate)

④ : 갈고리뼈 (Hamate)

⑤ : 손배뼈 (Scaphoid)

⑥ : 반달뼈 (Lunate)

⑦ : 세모뼈 (Triquetrum)

⑧ : 콩알뼈 (Pisiform)

실습한 Wrist PA Projection 영상을 붙여 봅시다.

실습한 영상 붙이는 곳

Wrist PA Projection 검사방법에 대해 작성해 봅시다.

05 손목관절 측방향 검사
Wrist Lateral Projection

1 검사목적

손목뼈의 골절 및 탈구 등 관찰

- Lunate, Medicarpal dislocation
- fracture

2 검사방법

1) 환자를 테이블 가까이 앉도록 한 후, 테이블 높이를 조절한다.
2) 팔꿉관절을 90도 되게 구부려 손목관절 부분을 영상수용체(IR)에 중심에 위치 시킨다.
3) 손목관절 부분이 정측면 자세(true lateral)가 되게 조절한다.

3 중심선

손목관절 중앙을 향해 수직 입사

4 실습 시 평가사항

1) 조사야 크기를 적절하게 조절한다.
2) 손목관절 잘 나타나야 한다.
3) 자뼈(Ulna)와 노뼈(Radius)의 먼쪽부, 손목뼈 부분, 손허리뼈의 중간 부분이 잘 나타나야 한다.
4) 뼈의 구조와 연부조직이 잘 나타나야 한다.
5) 표지자(side marker)는 적절한 위치에 있어야 한다.

5 조사야 크기

8 × 10 inch (18 × 24 cm)

6 검사조건

kVp	mAs	SID(cm)

7 영상평가 기준에 따른 자가 진단 평가

☐ 탁월 ☐ 우수 ☐ 보통 ☐ 미흡

8 실습을 통한 최종 점검 및 평가

번호	평가내용	그렇다	보통이다	아니다
01	손목관절 측방향 검사방법을 설명할 수 있다.	☐	☐	☐
02	손목관절 측방향 검사를 스스로 시행하고 영상을 평가할 수 있다.	☐	☐	☐

memo

9 영상 해부학

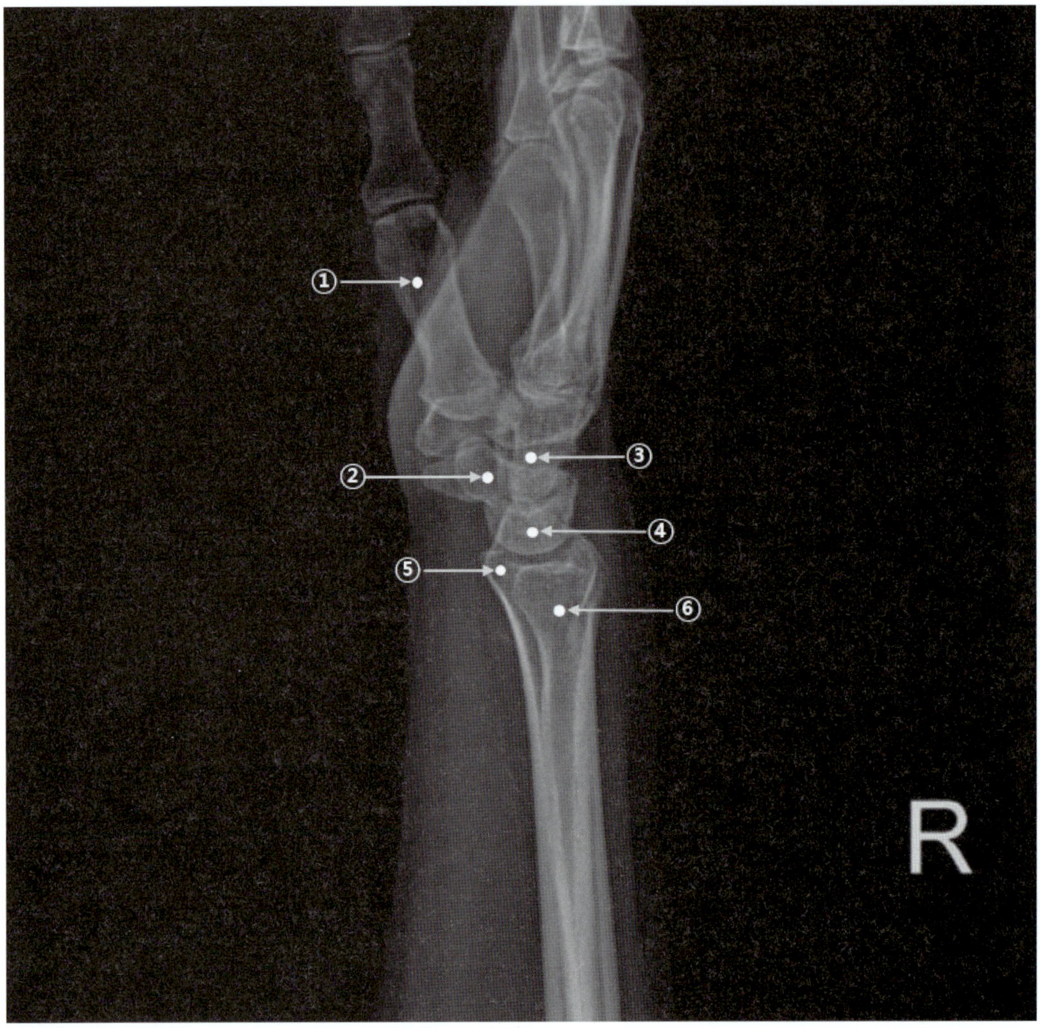

① : 첫째 손허리뼈 (1st metacarpals)

② : 손배뼈 (Scaphoid)

③ : 알머리뼈 (Capitate)

④ : 반달뼈 (Lunate)

⑤ : 노뼈 (Radius)

⑥ : 자뼈 (Ulna)

실습한 Wrist Lateral Projection 영상을 붙여 봅시다.

실습한 영상 붙이는 곳

Wrist Lateral Projection 검사방법에 대해 작성해 봅시다.

06 손목관절 후전 사방향 검사

Wrist PA Oblique Projection

1 검사목적

손목뼈의 골절 및 이상 유무 관찰

- Trapezium, Scaphoid, Lunate의 fracture
- Soft tissue injury, Abnormalities

2 검사방법

1) 환자를 테이블 가까이 앉도록 한 후, 테이블 높이를 조절한다.
2) 손목관절 부분이 측면자세로부터 영상수용체(IR)면과 약 45도 각도가 이루어지도록 안쪽으로 회전시킨다.

3 중심선

손목관절 중앙을 향해 수직 입사

4 실습 시 평가사항

1) 조사야 크기를 적절하게 조절한다.
2) 손배뼈(Scaphoid)가 잘 나타나야 한다.
3) 자뼈(Ulna)와 노뼈(Radius)의 먼쪽부분이 포함되어야 한다.
4) 뼈의 구조와 연부조직이 잘 나타나야 한다.
5) 표지자(side marker)는 적절한 위치에 있어야 한다.

5 조사야 크기

8 × 10 inch (18 × 24 cm)

6 검사조건

kVp	mAs	SID(cm)

7 영상평가 기준에 따른 자가 진단 평가

☐ 탁월　☐ 우수　☐ 보통　☐ 미흡

8 실습을 통한 최종 점검 및 평가

번호	평가내용	그렇다	보통이다	아니다
01	손목관절 후전 사방향 검사방법을 설명할 수 있다.	☐	☐	☐
02	손목관절 후전 사방향 검사를 스스로 시행하고 영상을 평가할 수 있다.	☐	☐	☐

memo

9 영상 해부학

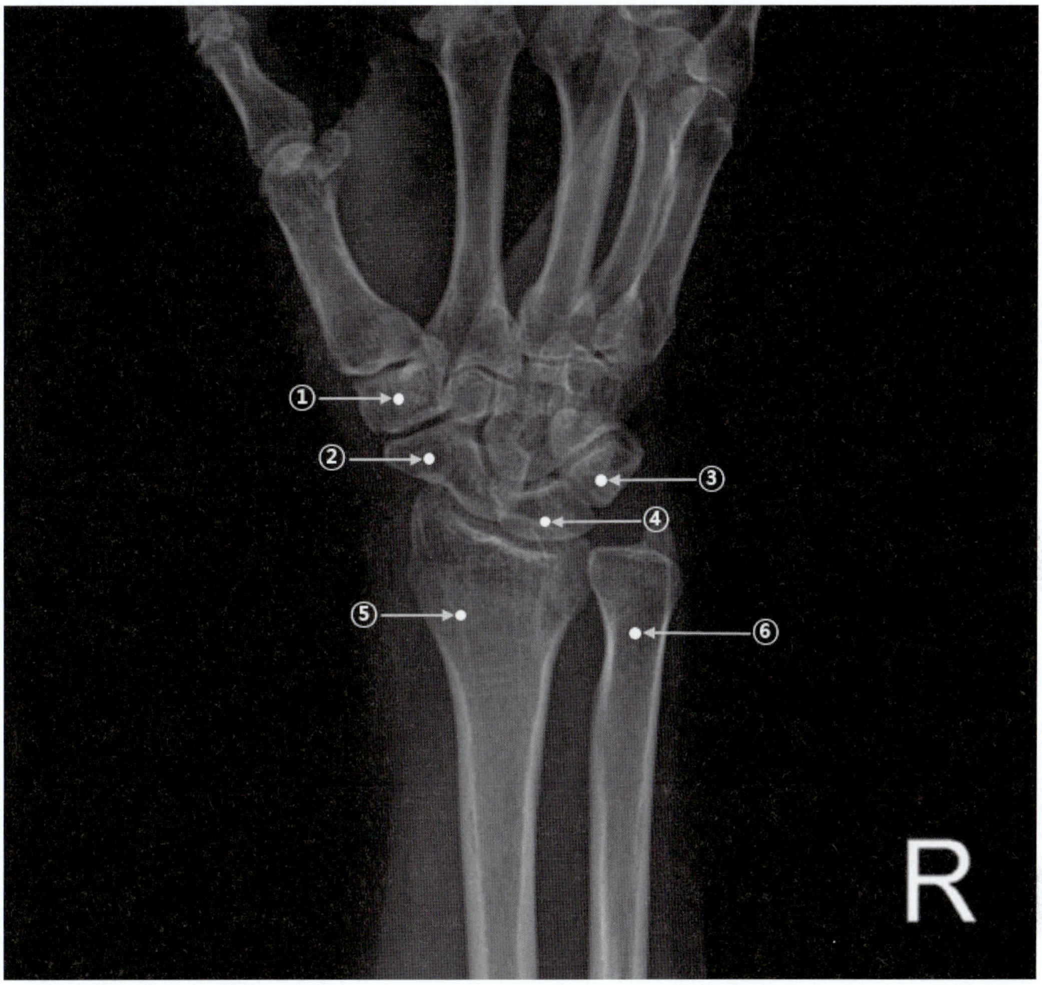

① : 큰마름뼈 (Trapezium)

② : 손배뼈 (Scaphoid)

③ : 세모뼈 (Triquetrum)

④ : 반달뼈 (Lunate)

⑤ : 노뼈 (Radius)

⑥ : 자뼈 (Ulna)

실습한 Wrist PA Oblique Projection 영상을 붙여 봅시다.

실습한 영상 붙이는 곳

Wrist PA Oblique Projection 검사방법에 대해 작성해 봅시다.

07 손목관절 전후 사방향 검사

Wrist AP Oblique Projection

1 검사목적

손목뼈의 골절 및 이상 유무 관찰

- Pisiform, Hamate, Triquetrum 등의 fracture
- Soft tissue injury, Abnormalities

2 검사방법

1) 환자를 테이블 가까이 앉도록 한 후, 테이블 높이를 조절한다.
2) 손목관절 부분이 측면자세로부터 영상수용체(IR)면과 약 45도 각도가 이루어지도록 바깥쪽으로 회전시킨다.

3 중심선

손목관절 중앙을 향해 수직 입사

4 실습 시 평가사항

1) 조사야 크기를 적절하게 조절한다.
2) 콩알뼈(Pisiform)가 잘 나타나야 한다.
3) 손목관절의 안쪽 부위에 있는 손목뼈(Hamate, Triquetrum) 등이 잘 나타나야 한다.
4) 뼈의 구조와 연부조직이 잘 나타나야 한다.
5) 표지자(side marker)는 적절한 위치에 있어야 한다.

5 조사야 크기

8 × 10 inch (18 × 24 cm)

6 검사조건

kVp	mAs	SID(cm)

7 영상평가 기준에 따른 자가 진단 평가

☐ 탁월 ☐ 우수 ☐ 보통 ☐ 미흡

8 실습을 통한 최종 점검 및 평가

번호	평가내용	그렇다	보통이다	아니다
01	손목관절 전후 사방향 검사방법을 설명할 수 있다.	☐	☐	☐
02	손목관절 전후 사방향 검사를 스스로 시행하고 영상을 평가할 수 있다.	☐	☐	☐

memo

9 영상 해부학

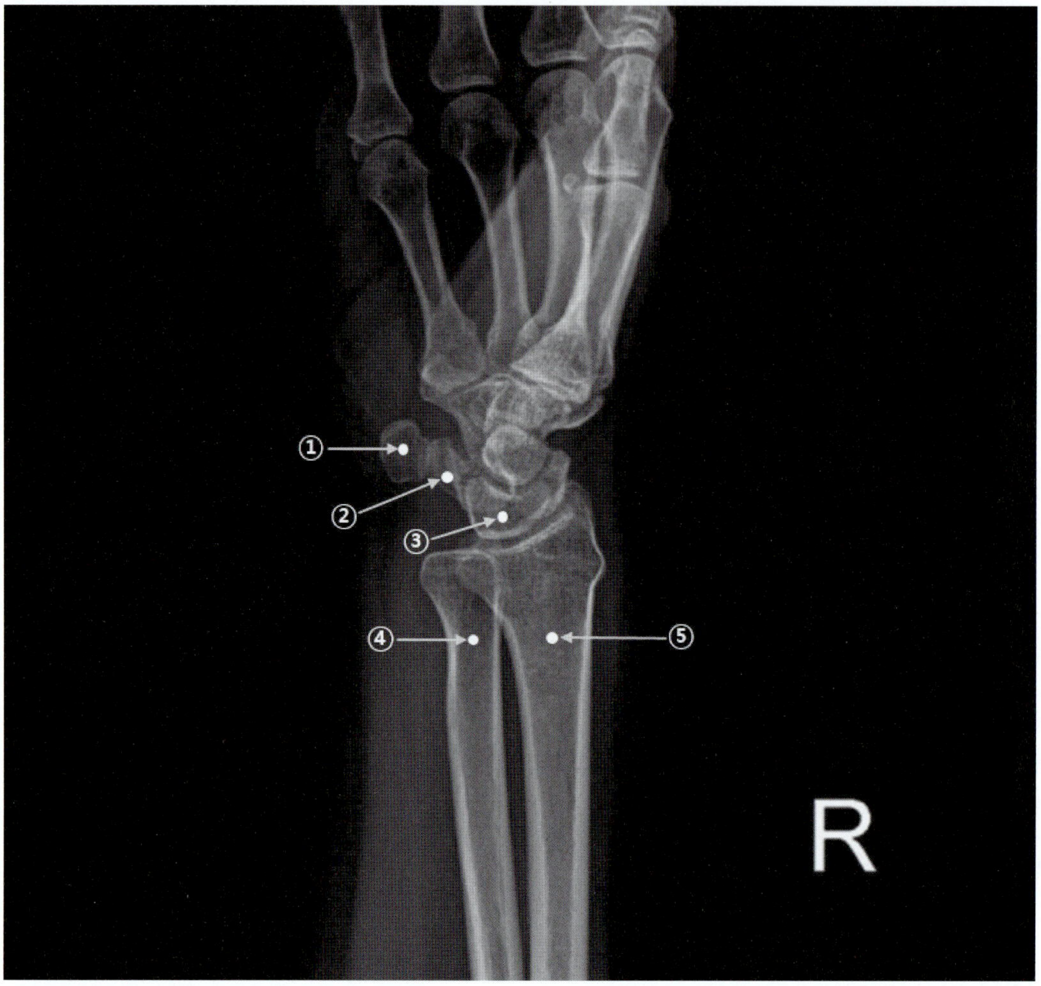

① : 콩알뼈 (Pisiform)

② : 세모뼈 (Triquetrum)

③ : 반달뼈 (Lunate)

④ : 자뼈 (Ulna)

⑤ : 노뼈 (Radius)

실습한 Wrist AP Oblique Projection 영상을 붙여 봅시다.

실습한 영상 붙이는 곳

Wrist AP Oblique Projection 검사방법에 대해 작성해 봅시다.

08 손목굴 접선방향 검사

Carpal canal Tangential Projection "Gaynor-hart법"

1 검사목적

- Pisiform, Hamate hook fracture
- Scaphoid 등의 fracture

2 검사방법

1) 환자를 테이블 가까이 앉도록 한 후, 테이블 높이를 조절한다.
2) 손목을 최대한 편 상태에서 영상수용체(IR) 중심에 노뼈 붓돌기가 위치하도록 조절한다.
3) 가능한 손바닥이 영상수용체(IR)면과 수직이 될 수 있도록 한 상태에서, 손을 노뼈쪽으로 약 10도 정도 회전시킨다.

3 중심선

손바닥의 장축에 대해 25 ~ 30도 입사

4 실습 시 평가사항

1) 조사야 크기를 적절하게 조절한다.
2) 콩알뼈(Pisiform)가 다른 뼈와 겹치지 않아야 한다.
3) 갈고리뼈의 갈고리(Hamate hook) 부분이 잘 나타나야 한다.
4) 손목굴은 활(arch) 모양의 배열로 나타나야 한다.
5) 표지자(side marker)는 적절한 위치에 있어야 한다.

5 조사야 크기

8 × 10 inch (18 × 24 cm)

6 검사조건

kVp	mAs	SID(cm)

7 영상평가 기준에 따른 자가 진단 평가

☐ 탁월 ☐ 우수 ☐ 보통 ☐ 미흡

8 실습을 통한 최종 점검 및 평가

번호	평가내용	그렇다	보통이다	아니다
01	손목굴 접선방향 검사방법을 설명할 수 있다.	☐	☐	☐
02	손목굴 접선방향 검사를 스스로 시행하고 영상을 평가할 수 있다.	☐	☐	☐

memo

9 영상 해부학

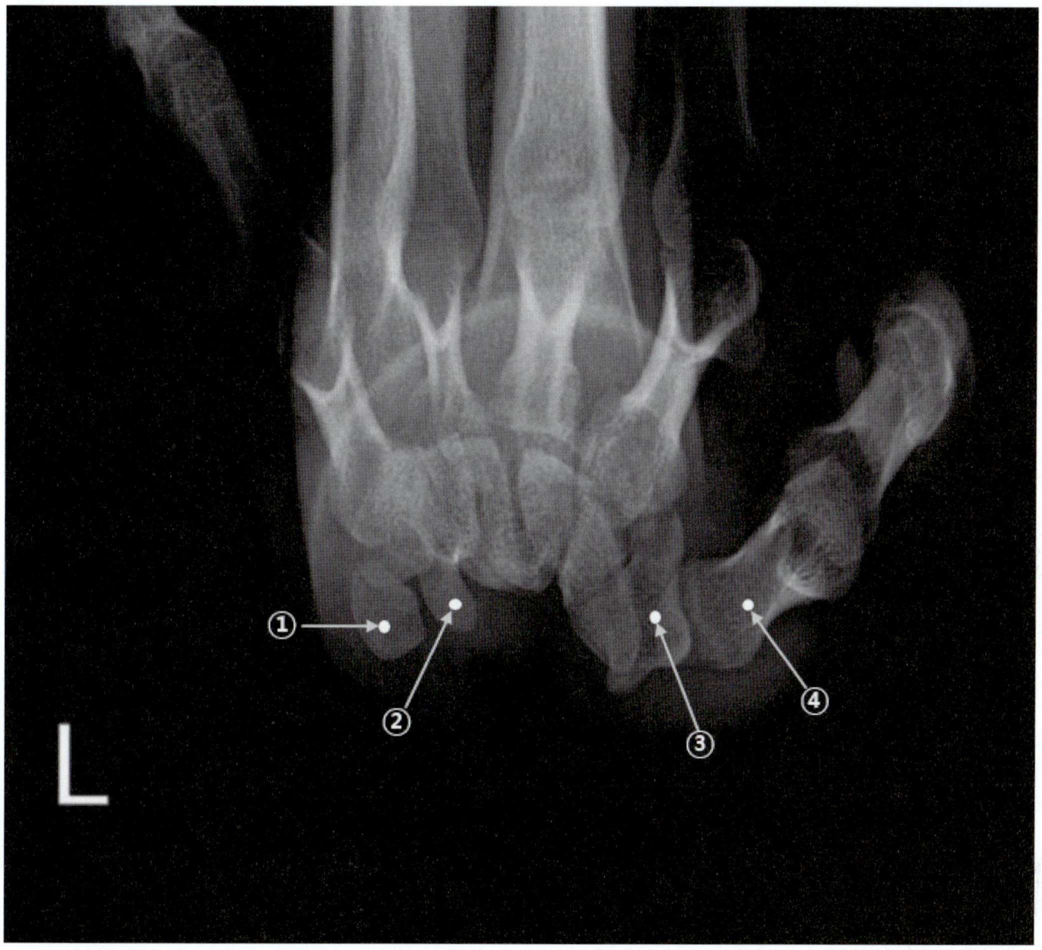

①: 콩알뼈 (Pisiform)

②: 갈고리뼈갈고리 (Hamate hook)

③: 큰마름뼈 (Trapezium)

④: 엄지 (Thumb)

실습한 Carpal canal Tangential Projection 영상을 붙여 봅시다.

실습한 영상 붙이는 곳

Carpal canal Tangential Projection 검사방법에 대해 작성해 봅시다.

03

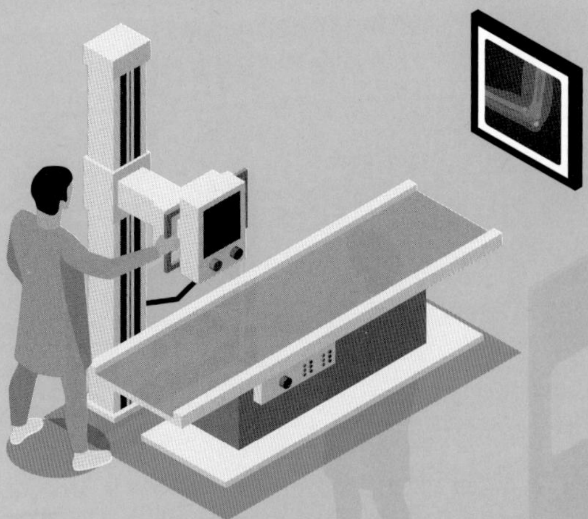

아래팔과 팔꿉관절

Forearm & Elbow Joint

학습목표

❶ 아래팔 전후방향 검사를 시행할 수 있다.

❷ 아래팔 측방향 검사를 시행할 수 있다.

❸ 팔꿉관절 전후방향 검사를 시행할 수 있다.

❹ 팔꿉관절 측방향 검사를 시행할 수 있다.

❺ 팔꿉관절 내측 사방향 검사를 시행할 수 있다.

❻ 팔꿉관절 외측 사방향 검사를 시행할 수 있다.

01 아래팔 전후방향 검사

Forearm AP Projection

1 검사목적

자뼈와 노뼈의 골절 및 탈구, 변형 등 관찰

- Radius & Ulna fracture
- Radius & Ulna dislocation
- Soft tissue injury

2 검사방법

1) 환자를 테이블 가까이 앉도록 한 후, 테이블 높이를 조절한다.
2) 아래팔을 뒤침(supination)시켜 영상수용체(IR) 위에 놓이도록 한다.
3) 자뼈와 노뼈가 겹치지 않도록 한다.

3 중심선

아래팔 중앙에 수직 입사

4 실습 시 평가사항

1) 조사야 크기를 적절하게 조절한다.
2) 자뼈와 노뼈가 겹치지 않아야 한다.
3) 손목관절과 팔꿉관절이 가능한 포함되어야 한다.
4) 뼈의 구조와 연부조직이 잘 나타나야 한다.
5) 표지자(side marker)는 적절한 위치에 있어야 한다.

5 조사야 크기

10 × 12 inch (24 × 30 cm)

6 검사조건

kVp	mAs	SID(cm)

7 영상평가 기준에 따른 자가 진단 평가

☐ 탁월　☐ 우수　☐ 보통　☐ 미흡

8 실습을 통한 최종 점검 및 평가

번호	평가내용	그렇다	보통이다	아니다
01	아래팔 전후방향 검사방법을 설명할 수 있다.	☐	☐	☐
02	아래팔 전후방향 검사를 스스로 시행하고 영상을 평가할 수 있다.	☐	☐	☐

memo

9 영상 해부학

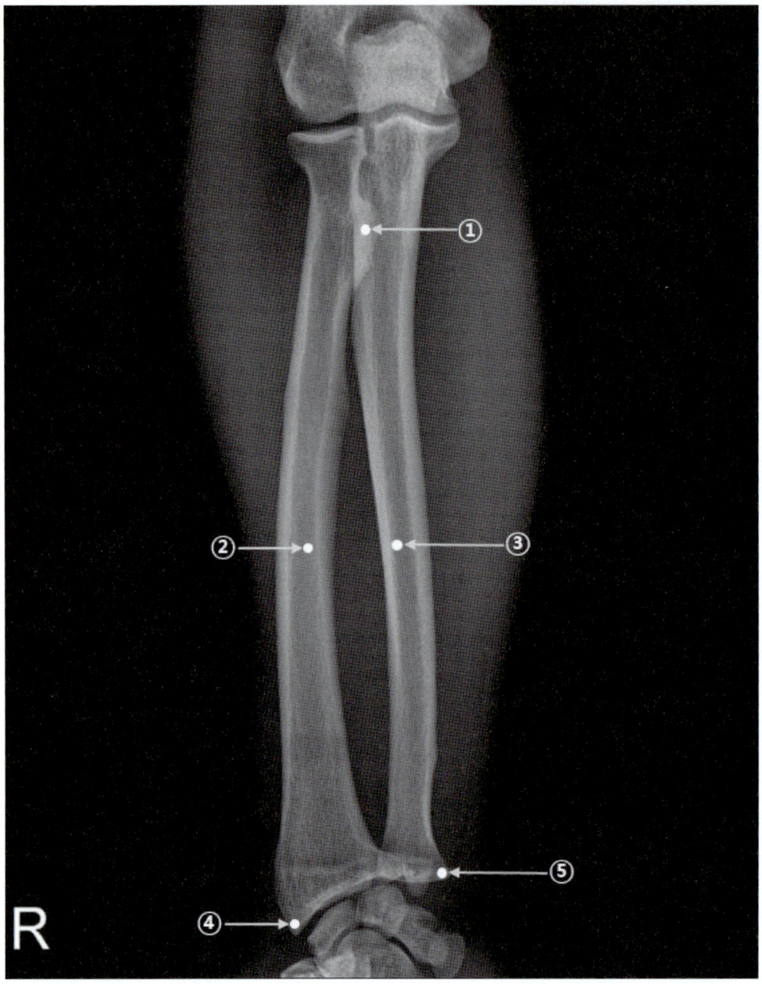

① : 노뼈거친면 (Tuberosity of Radius)

② : 노뼈 (Radius)

③ : 자뼈 (Ulna)

④ : 노뼈붓돌기 (Styloid Process of Radius)

⑤ : 자뼈붓돌기 (Styloid Process of Ulna)

실습한 Forearm AP Projection 영상을 붙여 봅시다.

실습한 영상 붙이는 곳

Forearm AP Projection 검사방법에 대해 작성해 봅시다.

02

아래팔 측방향 검사

Forearm Lateral Projection

1 검사목적

자뼈와 노뼈의 골절 및 탈구, 변형 등 관찰

- Distal Radius & Ulna fracture
- Distal Radius & Ulna dislocation
- Soft tissue injury

2 검사방법

1) 환자를 테이블 가까이 앉도록 한 후, 테이블 높이를 조절한다.
2) 팔꿈치를 90도 굴곡시키고, 아래팔의 자뼈쪽을 영상수용체(IR)에 밀착시킨다.
3) 정측면 자세(true lateral)가 되게 조절한다.

3 중심선

아래팔 중앙에 수직 입사

4 실습 시 평가사항

1) 조사야 크기를 적절하게 조절한다.
2) 자뼈와 노뼈의 먼쪽부위는 겹쳐서 잘 나타나야 한다.
3) 손목관절과 팔꿉관절이 가능한 포함되어야 한다.
4) 뼈의 구조와 연부조직이 잘 나타나야 한다.
5) 표지자(side marker)는 적절한 위치에 있어야 한다.

5 조사야 크기

10 × 12 inch (24 × 30 cm)

6 검사조건

kVp	mAs	SID(cm)

7 영상평가 기준에 따른 자가 진단 평가

☐ 탁월 ☐ 우수 ☐ 보통 ☐ 미흡

8 실습을 통한 최종 점검 및 평가

번호	평가내용	그렇다	보통이다	아니다
01	아래팔 측방향 검사방법을 설명할 수 있다.	☐	☐	☐
02	아래팔 측방향 검사를 스스로 시행하고 영상을 평가할 수 있다.	☐	☐	☐

memo

9 영상 해부학

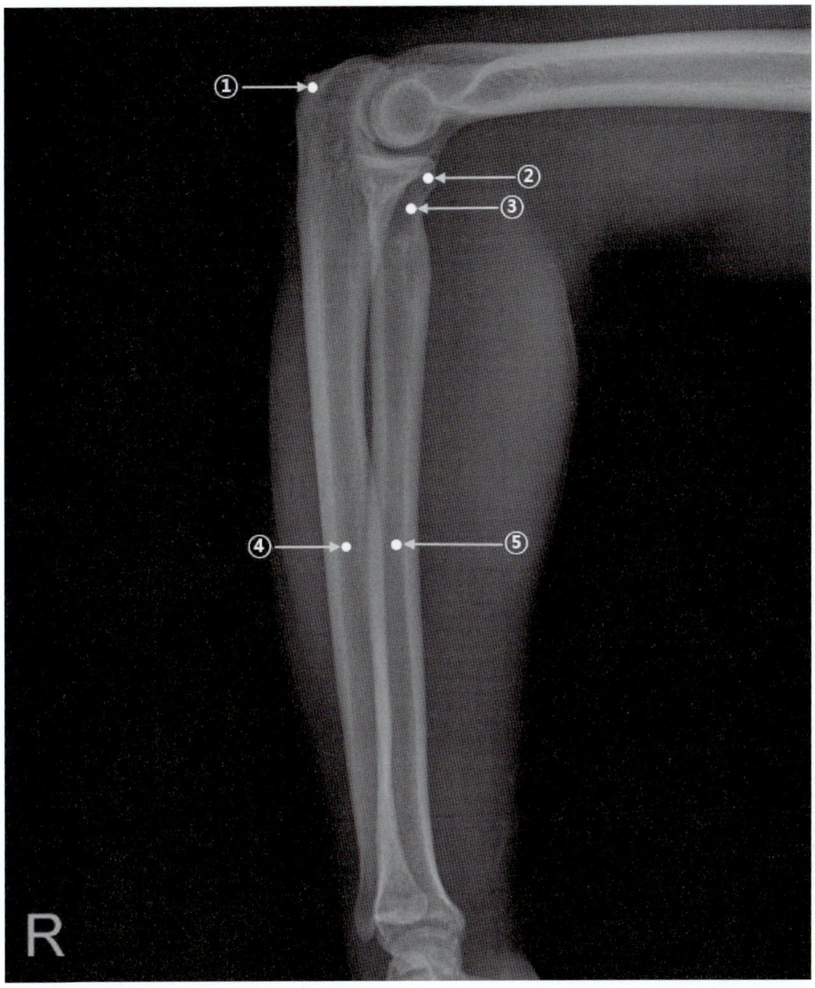

① : 팔꿈치머리 (Olecranon Process)

② : 노뼈머리 (Head of Radius)

③ : 노뼈목 (Neck of Radius)

④ : 자뼈 (Ulna)

⑤ : 노뼈 (Radius)

실습한 Forearm Lateral Projection 영상을 붙여 봅시다.

실습한 영상 붙이는 곳

Forearm Lateral Projection 검사방법에 대해 작성해 봅시다.

03 팔꿉관절 전후방향 검사

Elbow AP Projection

1 검사목적

팔꿉관절의 골절 및 탈구, 뼈관절염 등 관찰

- Capitellum fracture
- Trochlea fracture
- Medial epicondyle & Lateral epicondyle fracture 등

2 검사방법

1) 환자를 테이블 가까이 앉도록 한 후, 테이블 높이를 조절한다.
2) 팔꿈치를 펴고, 손을 뒤침(supination) 자세로 한다.
3) 영상수용체(IR)에 중앙에 팔꿉관절이 오게 한다.
4) 아래팔이 영상수용체(IR)에 장축에 평행되게 조절 한다.

3 중심선

팔꿉관절 중앙에 수직 입사

4 실습 시 평가사항

1) 조사야 크기를 적절하게 조절한다.
2) 먼쪽 위팔뼈와 팔꿉관절 공간이 열려져 보여야 한다.
3) 위팔뼈 작은머리, 도르래, 위팔뼈 관절융기, 노뼈머리 등이 잘 나타나야 한다.
4) 뼈의 구조와 연부조직이 잘 나타나야 한다.
5) 표지자(side marker)는 적절한 위치에 있어야 한다.

5 조사야 크기

10 × 12 inch (24 × 30 cm)

6 검사조건

kVp	mAs	SID(cm)

7 영상평가 기준에 따른 자가 진단 평가

☐ 탁월 ☐ 우수 ☐ 보통 ☐ 미흡

8 실습을 통한 최종 점검 및 평가

번호	평가내용	그렇다	보통이다	아니다
01	팔꿉관절 전후방향 검사방법을 설명할 수 있다.	☐	☐	☐
02	팔꿉관절 전후방향 검사를 스스로 시행하고 영상을 평가할 수 있다.	☐	☐	☐

memo

9 영상 해부학

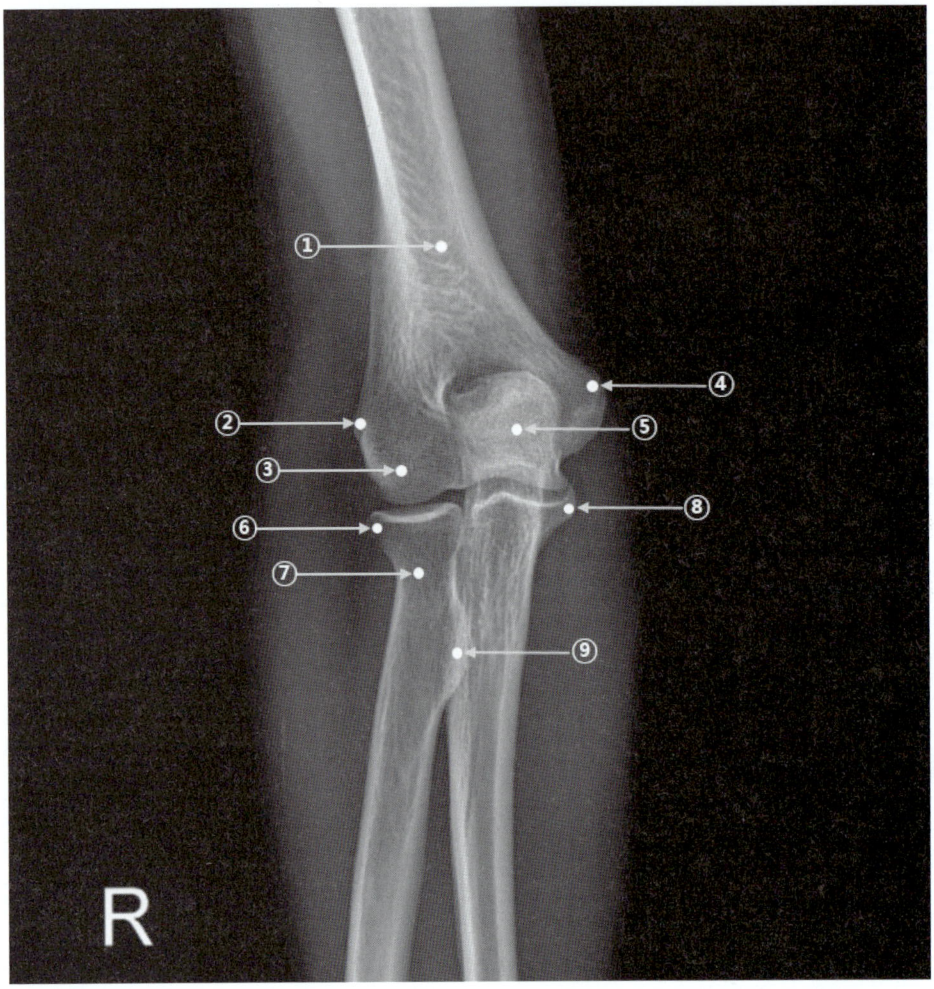

① : 위팔뼈 (Humerus)

② : 가쪽위관절융기 (Lateral epicondyle)

③ : 위팔뼈작은머리 (Capitulum)

④ : 안쪽위관절융기 (Medial epicondyle)

⑤ : 팔꿈치머리 (Olecranon process)

⑥ : 노뼈머리 (Head of Radius)

⑦ : 노뼈목 (Neck of Radius)

⑧ : 갈고리돌기 (Coronoid process)

⑨ : 노뼈거친면 (Tuberosity of Radius)

실습한 Elbow AP Projection 영상을 붙여 봅시다.

실습한 영상 붙이는 곳

Elbow AP Projection 검사방법에 대해 작성해 봅시다.

04 팔꿉관절 측방향 검사

Elbow Lateral Projection

1 검사목적

팔꿉관절의 골절 및 탈구, 뼈관절염 등 관찰

지방체(fat pads)의 증가 및 전위 관찰

▶ Radial head, anterior aspect의 fracture & dislocation

2 검사방법

1) 환자를 테이블 가까이 앉도록 한 후, 테이블 높이를 조절한다.
2) 영상수용체(IR)에 중앙에 팔꿉관절이 오게 한다.
3) 팔꿉관절을 90도 굽히고, 영상수용체(IR) 장축과 아래팔 장축이 평행되게 조절 한다.
4) 손과 손목관절 부분을 정측면 자세(true lateral)가 되게 조절하고, 엄지가 위로 향하게 한다.

3 중심선

팔꿉관절에 수직 입사

4 실습 시 평가사항

1) 조사야 크기를 적절하게 조절한다.
2) 위팔뼈 위관절융기가 겹쳐서 나타나야 한다.
3) 팔꿈치머리가 잘 나타나야 한다.
4) 뼈의 구조와 연부조직이 잘 나타나야 한다.
5) 표지자(side marker)는 적절한 위치에 있어야 한다.

5 조사야 크기

10 × 12 inch (24 × 30 cm)

6 검사조건

kVp	mAs	SID(cm)

7 영상평가 기준에 따른 자가 진단 평가

☐ 탁월 ☐ 우수 ☐ 보통 ☐ 미흡

8 실습을 통한 최종 점검 및 평가

번호	평가내용	그렇다	보통이다	아니다
01	팔꿉관절 측방향 검사방법을 설명할 수 있다.	☐	☐	☐
02	팔꿉관절 측방향 검사를 스스로 시행하고 영상을 평가할 수 있다.	☐	☐	☐

memo

9 영상 해부학

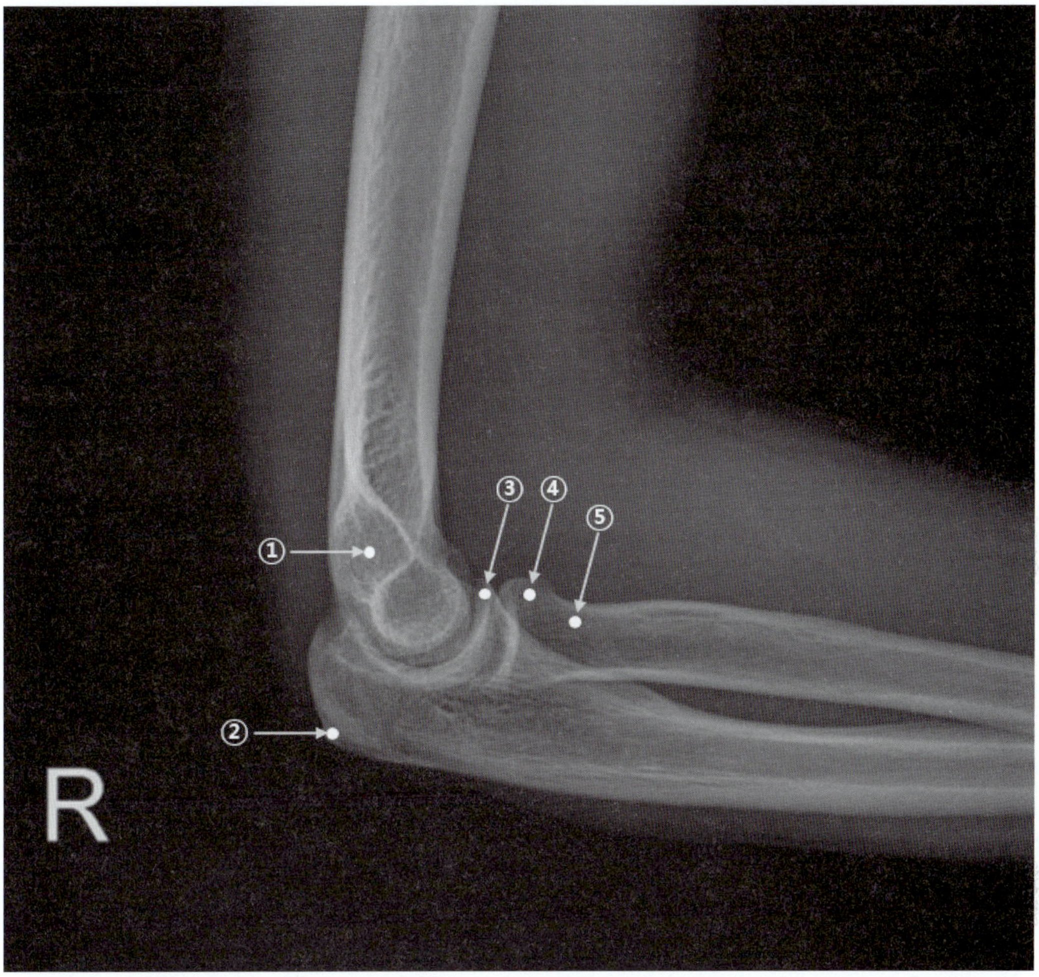

① : 위관절융기 (Epicondyles)

② : 팔꿈치머리 (Olecranon process)

③ : 갈고리돌기 (Coronoid process)

④ : 노뼈머리 (Head of Radius)

⑤ : 노뼈목 (Neck of Radius)

실습한 Elbow Lateral Projection 영상을 붙여 봅시다.

실습한 영상 붙이는 곳

Elbow Lateral Projection 검사방법에 대해 작성해 봅시다.

05 팔꿉관절 내측 사방향 검사

Elbow Medial Oblique Projection

1 검사목적

팔꿉관절 부분 및 갈고리돌기의 골절, 탈구, 뼈관절염 등 관찰

▶ 자뼈의 갈고리돌기 및 도르래 부분이 잘 관찰됨.

2 검사방법

1) 환자를 테이블 가까이 앉도록 한 후, 테이블 높이를 조절한다.
2) 영상수용체(IR)에 중앙에 팔꿉관절이 오게 한다.
3) 손을 엎침(pronation) 자세로 하고, 먼쪽 위팔뼈와 팔꿈치의 앞쪽면이 45도가 되도록 조절한다.
4) 위팔과 아래팔이 영상수용체(IR) 장축과 평행되게 조절한다.

3 중심선

팔꿉관절 중앙에 수직 입사

4 실습 시 평가사항

1) 조사야 크기를 적절하게 조절한다.
2) 자뼈의 갈고리돌기가 잘 나타나야 한다.
3) 안쪽위관절융기 및 도르래가 잘 나타나야 한다.
4) 뼈의 구조와 연부조직이 잘 나타나야 한다.
5) 표지자(side marker)는 적절한 위치에 있어야 한다.

5 조사야 크기

10 × 12 inch (24 × 30 cm)

6 검사조건

kVp	mAs	SID(cm)

7 영상평가 기준에 따른 자가 진단 평가

☐ 탁월 ☐ 우수 ☐ 보통 ☐ 미흡

8 실습을 통한 최종 점검 및 평가

번호	평가내용	그렇다	보통이다	아니다
01	팔꿉관절 내측 사방향 검사방법을 설명할 수 있다.	☐	☐	☐
02	팔꿉관절 내측 사방향 검사를 스스로 시행하고 영상을 평가할 수 있다.	☐	☐	☐

memo

9 영상 해부학

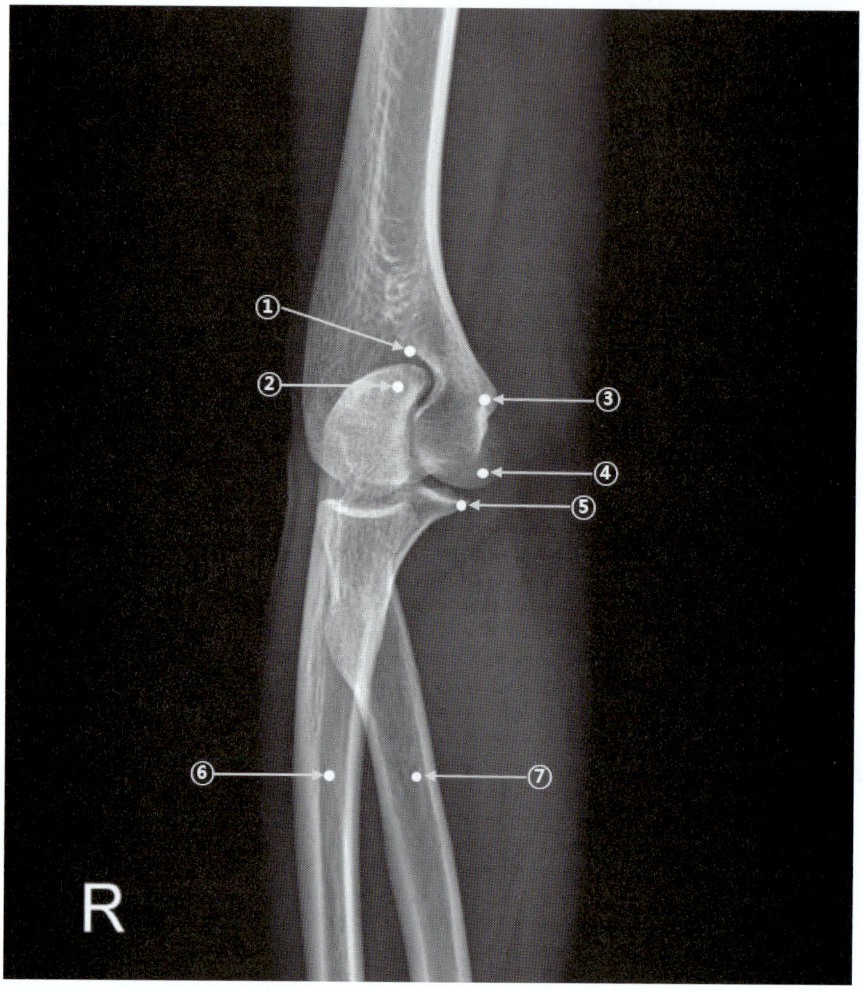

① : 팔꿈치오목 (Olecranon fossa)

② : 팔꿈치머리 (Olecranon process)

③ : 안쪽위관절융기 (Medial epicondyle)

④ : 도르래 (Trochlea)

⑤ : 갈고리돌기 (Coronoid process)

⑥ : 자뼈 (Ulna)

⑦ : 노뼈 (Radius)

실습한 Elbow Medial Oblique Projection 영상을 붙여 봅시다.

실습한 영상 붙이는 곳

Elbow Medial Oblique Projection 검사방법에 대해 작성해 봅시다.

06 팔꿉관절 외측 사방향 검사

Elbow Lateral Oblique Projection

1 검사목적

팔꿉관절 부분 및 노뼈머리, 노뼈목의 골절, 탈구, 뼈관절염 등 관찰

▶ 노뼈머리, 노뼈목, 위팔뼈 작은머리 부분이 잘 관찰됨.

2 검사방법

1) 환자를 테이블 가까이 앉도록 한 후, 테이블 높이를 조절한다.
2) 영상수용체(IR)에 중앙에 팔꿉관절이 오게 한다.
3) 손을 뒤침(supination) 자세로 하고, 바깥쪽으로 팔을 돌려 먼쪽 위팔뼈와 팔꿈치의 앞쪽면이 45도가 되도록 조절한다.
4) 위팔과 아래팔이 영상수용체(IR) 장축과 평행되게 조절한다.

3 중심선

팔꿉관절 중앙에 수직 입사

4 실습 시 평가사항

1) 조사야 크기를 적절하게 조절한다.
2) 노뼈머리와 노뼈목이 잘 나타나야 한다.
3) 노뼈거친면이 자뼈와 겹치지 않아야 한다.
4) 뼈의 구조와 연부조직이 잘 나타나야 한다.
5) 표지자(side marker)는 적절한 위치에 있어야 한다.

5 조사야 크기

10 × 12 inch (24 × 30 cm)

6 검사조건

kVp	mAs	SID(cm)

7 영상평가 기준에 따른 자가 진단 평가

☐ 탁월 ☐ 우수 ☐ 보통 ☐ 미흡

8 실습을 통한 최종 점검 및 평가

번호	평가내용	그렇다	보통이다	아니다
01	팔꿈관절 외측 사방향 검사방법을 설명할 수 있다.	☐	☐	☐
02	팔꿈관절 외측 사방향 검사를 스스로 시행하고 영상을 평가할 수 있다.	☐	☐	☐

memo

9 영상 해부학

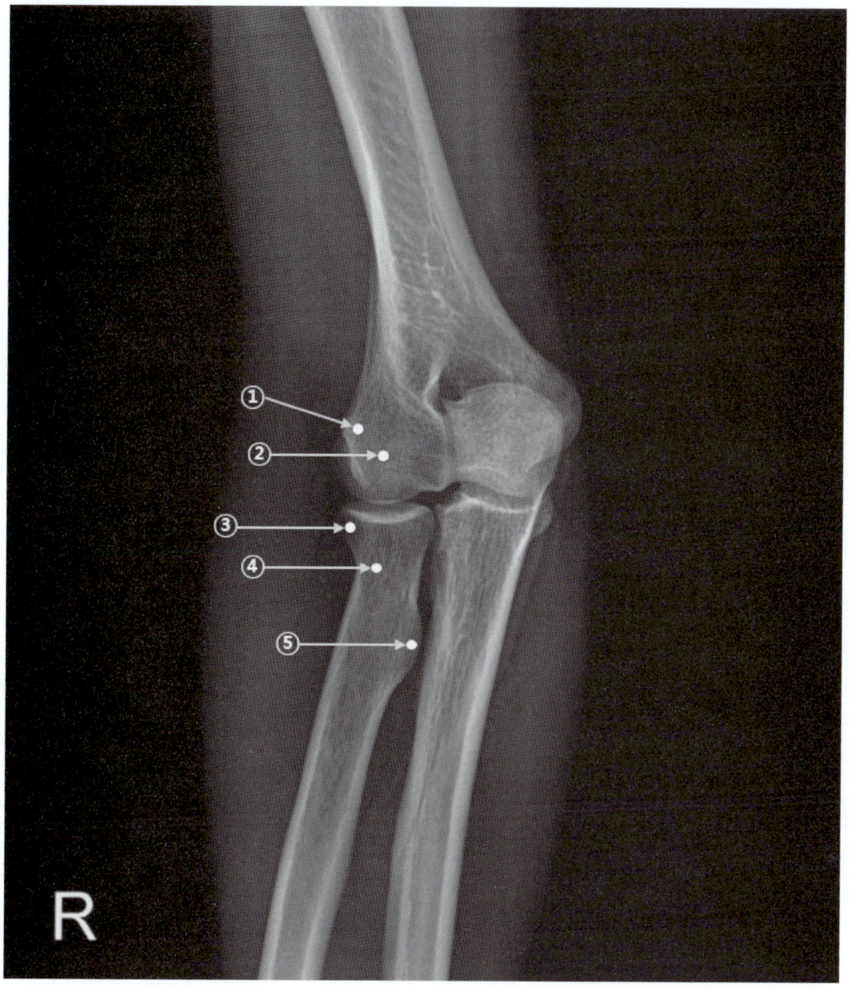

① : 가쪽위관절융기 (Lateral epicondyle)

② : 위팔뼈작은머리 (Capitulum)

③ : 노뼈머리 (Head of Radius)

④ : 노뼈목 (Neck of Radius)

⑤ : 노뼈거친면 (Tuberosity of Radius)

실습한 Elbow Lateral Oblique Projection 영상을 붙여 봅시다.

실습한 영상 붙이는 곳

Elbow Lateral Oblique Projection 검사방법에 대해 작성해 봅시다.

04

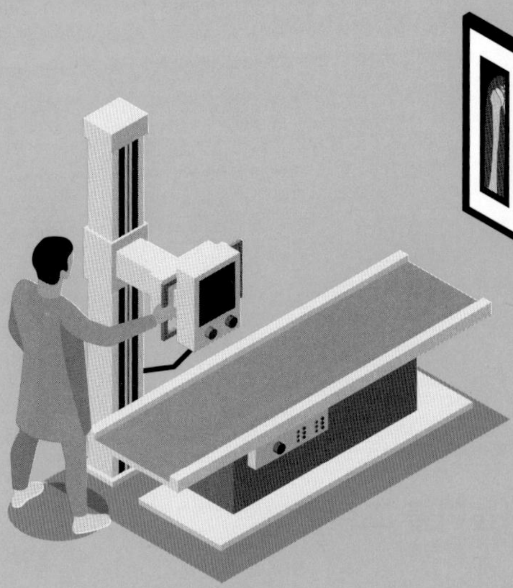

위팔뼈와 어깨관절

Humerus & Shoulder Joint

학습목표

❶ 위팔뼈 전후방향 검사를 시행할 수 있다.

❷ 위팔뼈 측방향 검사를 시행할 수 있다.

❸ 어깨관절 전후방향 검사를 시행할 수 있다.

❹ 어깨관절 전후 사방향 검사(Grashey법)를 시행할 수 있다.

❺ 어깨관절 하상 축방향 검사(Lawrence법)를 시행할 수 있다.

❻ 어깨관절 전후 축방향 검사(Stryker notch법)를 시행할 수 있다.

01 위팔뼈 전후방향 검사
Humerus AP Projection

1 검사목적

위팔뼈의 골절 및 탈구, 변형 등 관찰

▶ Humerus fracture

▶ Soft tissue injury

2 검사방법

1) 환자 바로누운자세 또는 선자세로 한다.
2) 어깨와 팔꿉관절이 포함될 수 있도록 영상수용체(IR) 높이를 조절한다.
3) 어깨와 위팔뼈가 영상수용체(IR)에 닿도록 한다.
4) 팔꿈치의 위관절융기가 영상수용체(IR)로부터 같은 위치에 놓이게 하고, 손은 뒤침(supination) 자세로 한다.

3 중심선

위팔뼈 중앙에 수직 입사

4 실습 시 평가사항

1) 조사야 크기를 적절하게 조절한다.
2) 큰결절이 반측면상으로 나타난다.
3) 어깨관절과 팔꿉관절이 가능한 포함되어야 한다.
4) 뼈의 구조와 연부조직이 잘 나타나야 한다.
5) 표지자(side marker)는 적절한 위치에 있어야 한다.

5 조사야 크기

14 × 17 inch (35 × 43 cm)

6 검사조건

kVp	mAs	SID(cm)

7 영상평가 기준에 따른 자가 진단 평가

☐ 탁월　☐ 우수　☐ 보통　☐ 미흡

8 실습을 통한 최종 점검 및 평가

번호	평가내용	그렇다	보통이다	아니다
01	위팔뼈 전후방향 검사방법을 설명할 수 있다.	☐	☐	☐
02	위팔뼈 전후방향 검사를 스스로 시행하고 영상을 평가할 수 있다.	☐	☐	☐

memo

9 영상 해부학

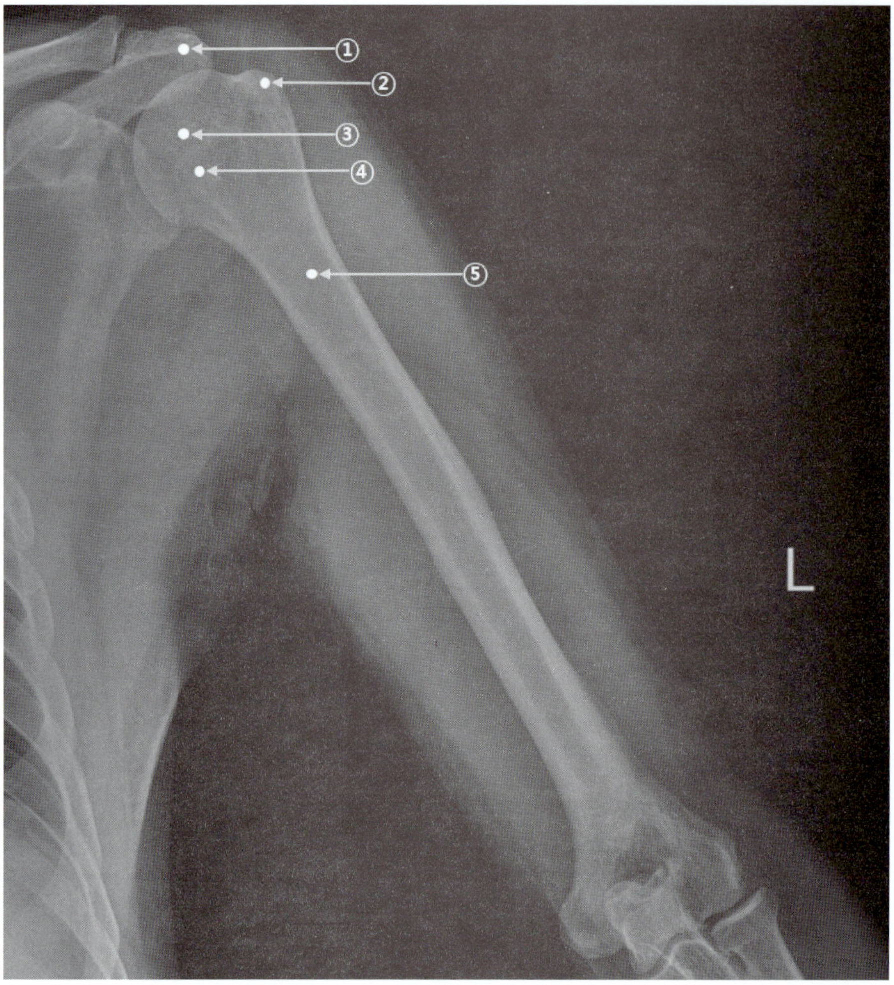

① : 봉우리 (Acromion)

② : 큰결절 (Greater tubercle)

③ : 위팔뼈머리 (Head of Humerus)

④ : 작은결절 (Lesser Radius)

⑤ : 몸쪽위팔뼈 (Proximal Humerus)

실습한 Humerus AP Projection 영상을 붙여 봅시다.

실습한 영상 붙이는 곳

Humerus AP Projection 검사방법에 대해 작성해 봅시다.

02 위팔뼈 측방향 검사

Humerus Lateral Projection

1 검사목적

위팔뼈의 골절 및 탈구, 변형 등 관찰

- Humerus fracture
- Soft tissue injury

2 검사방법

1) 환자 바로누운자세 또는 선자세로 한다.

2) 등을 영상수용체(IR) 닿도록 한후, 팔꿈치를 부분적으로 굽힌다.

3) 측면자세를 위해 팔을 안쪽으로 회전시킨다.

4) 위관절융기가 영상수용체(IR)에 수직이 되도록 한다.

3 중심선

위팔뼈 중앙에 수직 입사

4 실습 시 평가사항

1) 조사야 크기를 적절하게 조절한다.

2) 양쪽 위관절융기가 겹쳐져서 나타나야 한다.

3) 어깨관절과 팔꿉관절이 가능한 포함되어야 한다.

4) 뼈의 구조와 연부조직이 잘 나타나야 한다.

5) 표지자(side marker)는 적절한 위치에 있어야 한다.

5 조사야 크기

14 × 17 inch (35 × 43 cm)

6 검사조건

kVp	mAs	SID(cm)

7 영상평가 기준에 따른 자가 진단 평가

☐ 탁월 ☐ 우수 ☐ 보통 ☐ 미흡

8 실습을 통한 최종 점검 및 평가

번호	평가내용	그렇다	보통이다	아니다
01	위팔뼈 측방향 검사방법을 설명할 수 있다.	☐	☐	☐
02	위팔뼈 측방향 검사를 스스로 시행하고 영상을 평가할 수 있다.	☐	☐	☐

memo

9 영상 해부학

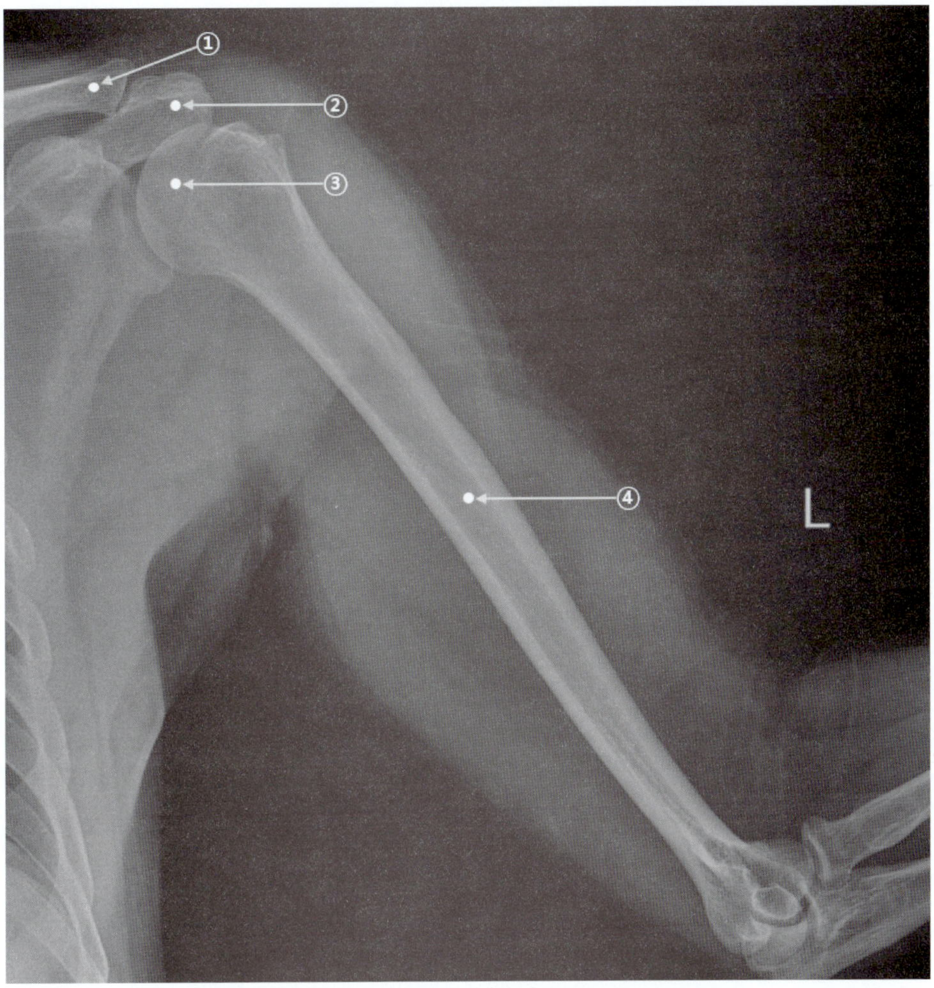

① : 빗장뼈 (Clavicle)

② : 봉우리 (Acromion)

③ : 위팔뼈머리 (Head of Humerus)

④ : 위팔뼈몸통 (Humerus Shaft[body])

실습한 Humerus Lateral Projection 영상을 붙여 봅시다.

실습한 영상 붙이는 곳

Humerus Lateral Projection 검사방법에 대해 작성해 봅시다.

03 어깨관절 전후방향 검사

Shoulder AP Projection

1 검사목적

몸쪽 위팔뼈와 팔이음뼈의 골절 및 탈구, 변형 등 관찰

- Humeral head fracture, dislocation
- Soft tissue injury

2 검사방법

1) 환자 바로누운자세 또는 선자세로 한다.
2) 어깨부위의 표면이 영상수용체(IR)에 닿도록 한다.
3) 영상수용체(IR) 중심에 부리돌기(coracoid process)가 오도록 조절한다.
4) 팔을 약간 벌리고, 위관절융기가 영상수용체(IR)에 평행하게 한다.

3 중심선

부리돌기(coracoid process)에 수직 입사

4 실습 시 평가사항

1) 조사야 크기를 적절하게 조절한다.
2) 몸쪽 위팔뼈, 외측 빗장뼈 및 어깨뼈 위쪽이 나타나야 한다.
3) 위팔뼈머리와 관절오목의 관계를 알 수 있다.
4) 뼈의 구조와 연부조직이 잘 나타나야 한다.
5) 표지자(side marker)는 적절한 위치에 있어야 한다.

5 조사야 크기

10 × 12 inch (24 × 30 cm)

6 검사조건

kVp	mAs	SID(cm)

7 영상평가 기준에 따른 자가 진단 평가

☐ 탁월　☐ 우수　☐ 보통　☐ 미흡

8 실습을 통한 최종 점검 및 평가

번호	평가내용	그렇다	보통이다	아니다
01	어깨관절 전후방향 검사방법을 설명할 수 있다.	☐	☐	☐
02	어깨관절 전후방향 검사를 스스로 시행하고 영상을 평가할 수 있다.	☐	☐	☐

memo

9 영상 해부학

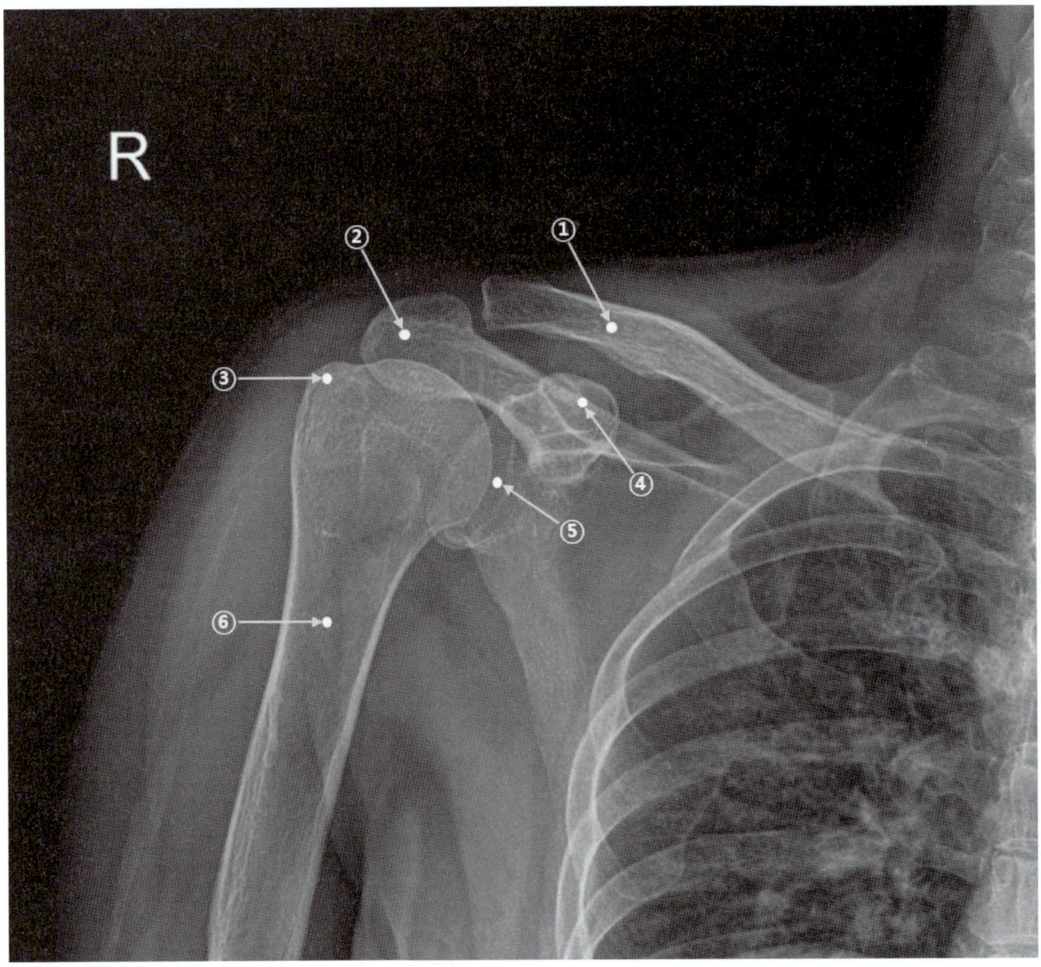

① : 빗장뼈 (Clavicle)

② : 봉우리 (Acromion)

③ : 큰결절 (Greater tubercle)

④ : 부리돌기 (Coracoid process)

⑤ : 관절오목 (Glenoid fossa[cavity])

⑥ : 몸쪽위팔뼈 (Proximal Humerus)

실습한 Shoulder AP Projection 영상을 붙여 봅시다.

실습한 영상 붙이는 곳

Shoulder AP Projection 검사방법에 대해 작성해 봅시다.

04 어깨관절 전후 사방향 검사

Shoulder AP Oblique Projection

"Grashey법"

1 검사목적

몸쪽 위팔뼈의 골절 및 탈구, 변형 등 관찰

관절오목테두리 주변의 골절

2 검사방법

1) 환자 바로누운자세 또는 선자세로 한다.
2) 어깨관절부위의 표면이 영상수용체(IR)에 닿도록 한다.
3) 검사쪽으로 몸을 45도 회전시킨다.
4) 팔을 약간 외전시킨다.

3 중심선

어깨위팔뼈관절(Scapulohumeral joint)에 수평 입사

4 실습 시 평가사항

1) 조사야 크기를 적절하게 조절한다.
2) 관절오목이 위팔뼈 머리에 겹쳐지지 않고 나타나야 한다.
3) 어깨위팔뼈관절 공간이 열려져 나타나야 한다.
4) 뼈의 구조와 연부조직이 잘 나타나야 한다.
5) 표지자(side marker)는 적절한 위치에 있어야 한다.

5 조사야 크기

10 × 12 inch (24 × 30 cm)

6 검사조건

kVp	mAs	SID(cm)

7 영상평가 기준에 따른 자가 진단 평가

☐ 탁월 ☐ 우수 ☐ 보통 ☐ 미흡

8 실습을 통한 최종 점검 및 평가

번호	평가내용	그렇다	보통이다	아니다
01	어깨관절 전후 사방향 검사방법을 설명할 수 있다.	☐	☐	☐
02	어깨관절 전후 사방향 검사를 스스로 시행하고 영상을 평가할 수 있다.	☐	☐	☐

memo

9 영상 해부학

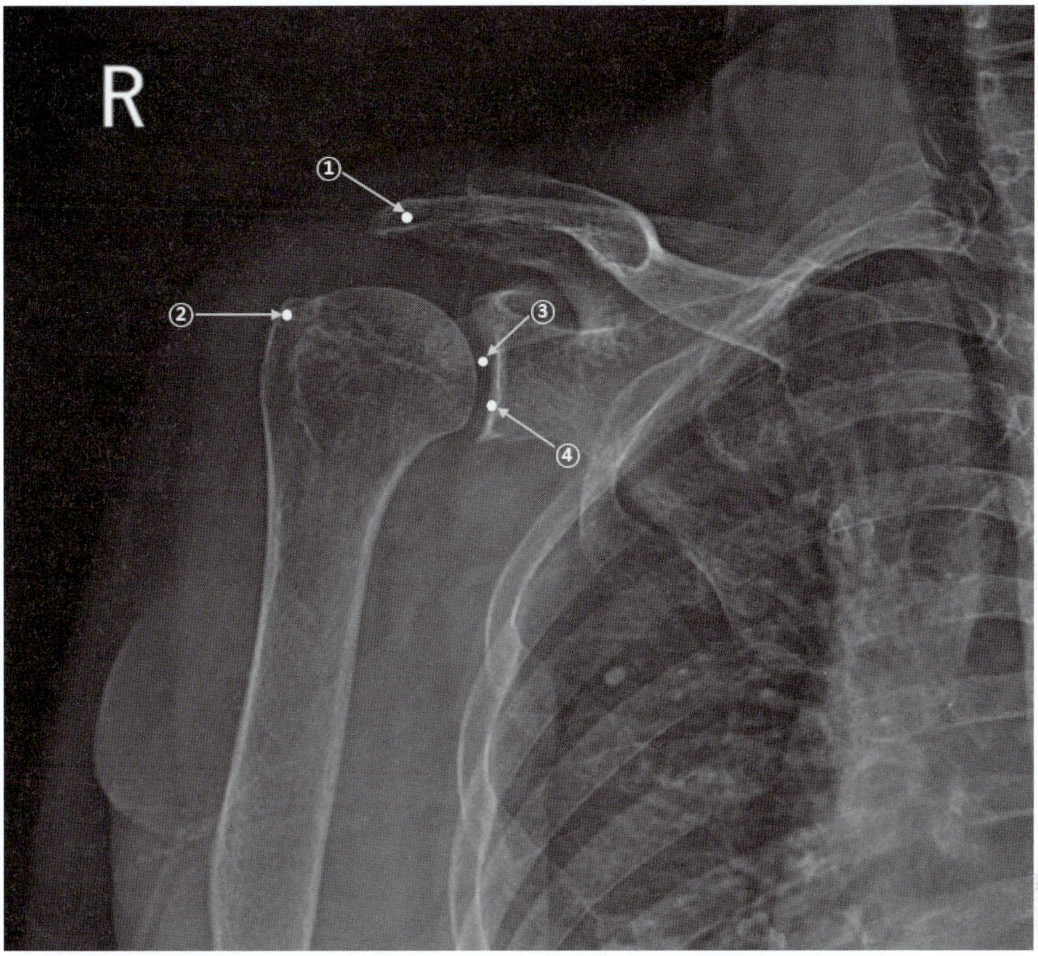

①：봉우리 (Acromion)

②：큰결절 (Greater tubercle)

③：어깨위팔뼈관절(Scapulohumeral joint)

④：관절오목 (Glenoid fossa[cavity])

실습한 Shoulder AP Oblique Projection 영상을 붙여 봅시다.

실습한 영상 붙이는 곳

Shoulder AP Oblique Projection 검사방법에 대해 작성해 봅시다.

05 어깨관절 하상 축방향 검사

Shoulder Inferosuperior Axial Projection "Lawrence법"

1 검사목적

몸쪽 위팔뼈와 팔이음뼈의 골절 및 탈구, 변형 등 관찰

2 검사방법

1) 환자 바로누운자세로 한다.

2) 팔과 어깨 밑에 지지대를 놓아 어깨를 들어 올린다.

3) 팔은 몸통으로부터 90도 벌리고, 손바닥은 위를 향하도록 한다.

4) 영상수용체(IR)를 목에 가깝게 수직으로 세우고, 머리는 반대방향으로 돌린다.

3 중심선

어깨관절 중심에 수평 입사

4 실습 시 평가사항

1) 조사야 크기를 적절하게 조절한다.

2) 몸쪽위팔뼈의 측면과 어깨위팔뼈관절 공간이 잘 나타나야 한다.

3) 팔은 몸통에서 90도 정도 벌어져야 한다.

4) 뼈의 구조와 연부조직이 잘 나타나야 한다.

5) 표지자(side marker)는 적절한 위치에 있어야 한다.

5 조사야 크기

10 × 12 inch (24 × 30 cm)

6 검사조건

kVp	mAs	SID(cm)

7 영상평가 기준에 따른 자가 진단 평가

☐ 탁월　☐ 우수　☐ 보통　☐ 미흡

8 실습을 통한 최종 점검 및 평가

번호	평가내용	그렇다	보통이다	아니다
01	어깨관절 하상 축방향 검사방법을 설명할 수 있다.	☐	☐	☐
02	어깨관절 하상 축방향 검사를 스스로 시행하고 영상을 평가할 수 있다.	☐	☐	☐

memo

9 영상 해부학

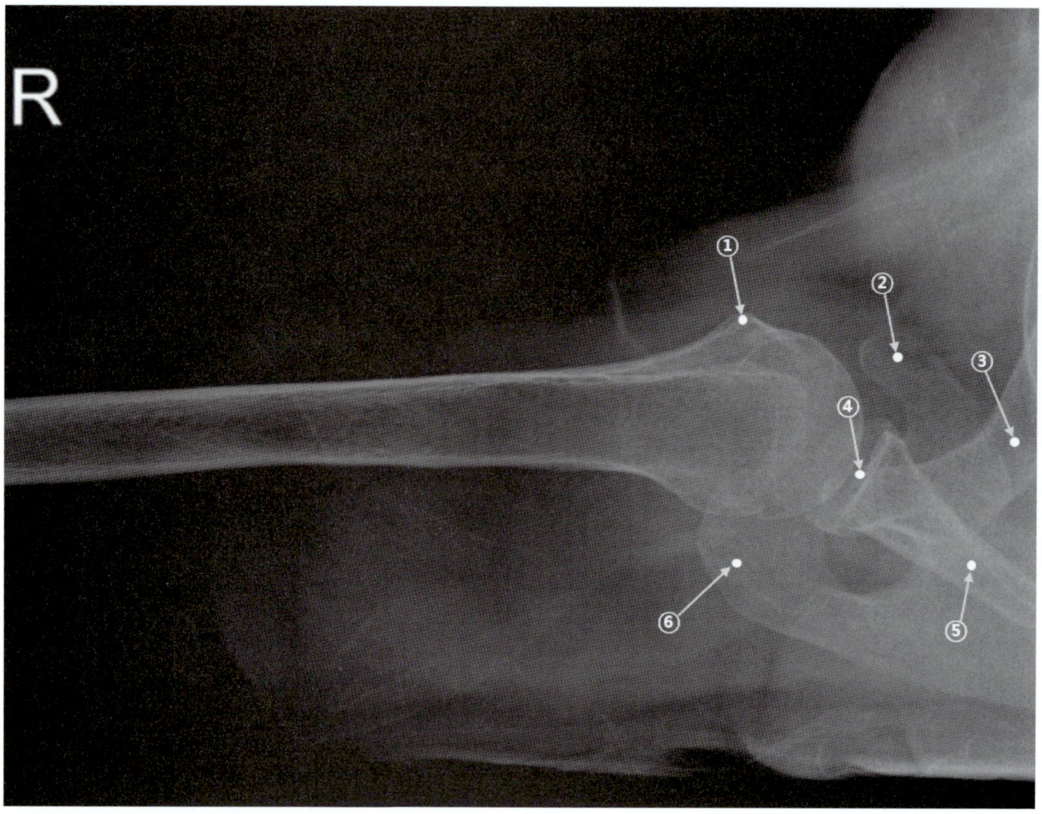

① : 작은결절 (Lesser tubercle)

② : 부리돌기 (Coracoid process)

③ : 빗장뼈 (Clavicle)

④ : 관절오목 (Glenoid fossa[cavity])

⑤ : 어깨뼈 (Scapula)

⑥ : 봉우리 (Acromion)

실습한 Shoulder Inferosuperior Axial Projection 영상을 붙여 봅시다.

실습한 영상 붙이는 곳

Shoulder Inferosuperior Axial Projection 검사방법에 대해 작성해 봅시다.

06 어깨관절 전후 축방향 검사

Shoulder AP Axial Projection

"Stryker notch법"

1 검사목적

Hill sachs lesion 병변 및 Dislocation

2 검사방법

1) 환자 바로누운자세로 한다.
2) 검사쪽 손이 뒤통수 부위를 잡아 아래팔이 영상수용체(IR)에 수직이 되도록 팔꿉관절을 위를 향해 올린다.

3 중심선

어깨관절을 향해 머리쪽으로 10도 입사

4 실습 시 평가사항

1) 조사야 크기를 적절하게 조절한다.
2) 위팔뼈 머리 부분이 잘 나타나야 한다.
3) 위팔뼈 장축과 몸통부 장축이 정렬 되어야 한다.
4) 뼈의 구조와 연부조직이 잘 나타나야 한다.
5) 표지자(side marker)는 적절한 위치에 있어야 한다.

5 조사야 크기

10 × 12 inch (24 × 30 cm)

6 검사조건

kVp	mAs	SID(cm)

7 영상평가 기준에 따른 자가 진단 평가

☐ 탁월 ☐ 우수 ☐ 보통 ☐ 미흡

8 실습을 통한 최종 점검 및 평가

번호	평가내용	그렇다	보통이다	아니다
01	어깨관절 전후 축방향 검사방법을 설명할 수 있다.	☐	☐	☐
02	어깨관절 전후 축방향 검사를 스스로 시행하고 영상을 평가할 수 있다.	☐	☐	☐

memo

9 영상 해부학

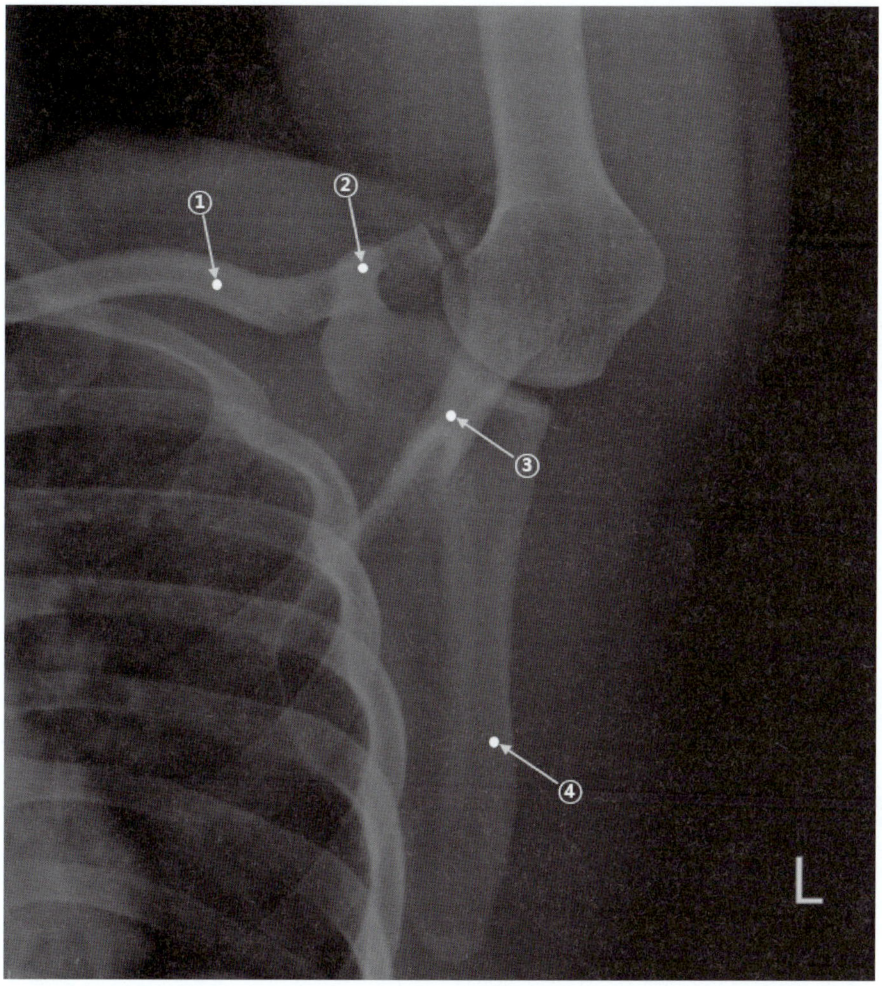

① : 빗장뼈 (Clavicle)

② : 부리돌기 (Coracoid process)

③ : 어깨뼈가시 (Spine of scapula)

④ : 어깨뼈 (Scapula)

실습한 Shoulder - Stryker notch법 검사 영상을 붙여 봅시다.

실습한 영상 붙이는 곳

Shoulder - Stryker notch법에 대해 작성해 봅시다.

05

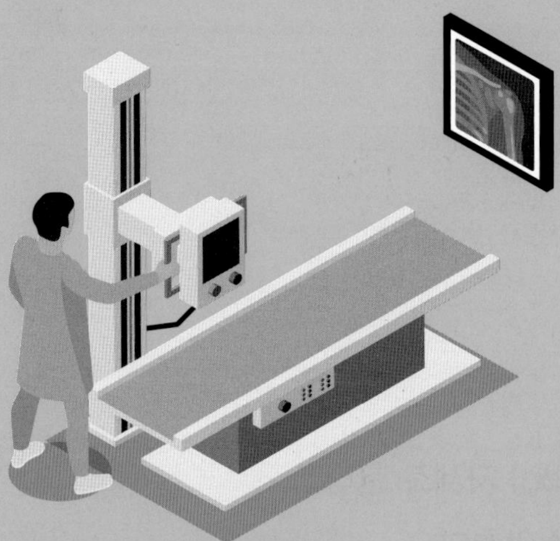

어깨뼈와 빗장뼈

Scapula & Clavicle

학습목표

1. 어깨뼈 전후방향 검사를 시행할 수 있다.
2. 어깨뼈 측방향 검사를 시행할 수 있다.
3. 빗장뼈 전후방향 검사를 시행할 수 있다.
4. 빗장뼈 전후 축방향 검사를 시행할 수 있다.

01 어깨뼈 전후방향 검사
Scapula AP Projection

1 검사목적

어깨뼈의 골절 및 탈구, 변형 등 관찰

▶ Scapula fracture

2 검사방법

1) 환자 바로누운자세 또는 선자세로 한다.
2) 어깨부의 후면이 영상수용체(IR)에 닿도록 한다.
3) 검사쪽 팔은 90도로 벌리고, 손은 뒤침(supination) 자세로 한다.
4) 어깨부위의 중심이 영상수용체(IR) 중심에 오도록 맞춘다.

3 중심선

어깨뼈 중앙에 수직 입사

4 실습 시 평가사항

1) 조사야 크기를 적절하게 조절한다.
2) 어깨뼈의 윤곽이 잘 나타나야 한다.
3) 어깨뼈 가쪽모서리 부분이 갈비뼈와 겹치지 않아야 한다.
4) 표지자(side marker)는 적절한 위치에 있어야 한다.

5 조사야 크기

10 × 12 inch (24 × 30 cm)

6 검사조건

kVp	mAs	SID(cm)

7 영상평가 기준에 따른 자가 진단 평가

☐ 탁월 ☐ 우수 ☐ 보통 ☐ 미흡

8 실습을 통한 최종 점검 및 평가

번호	평가내용	그렇다	보통이다	아니다
01	어깨뼈 전후방향 검사방법을 설명할 수 있다.	☐	☐	☐
02	어깨뼈 전후방향 검사를 스스로 시행하고 영상을 평가할 수 있다.	☐	☐	☐

memo

9 영상 해부학

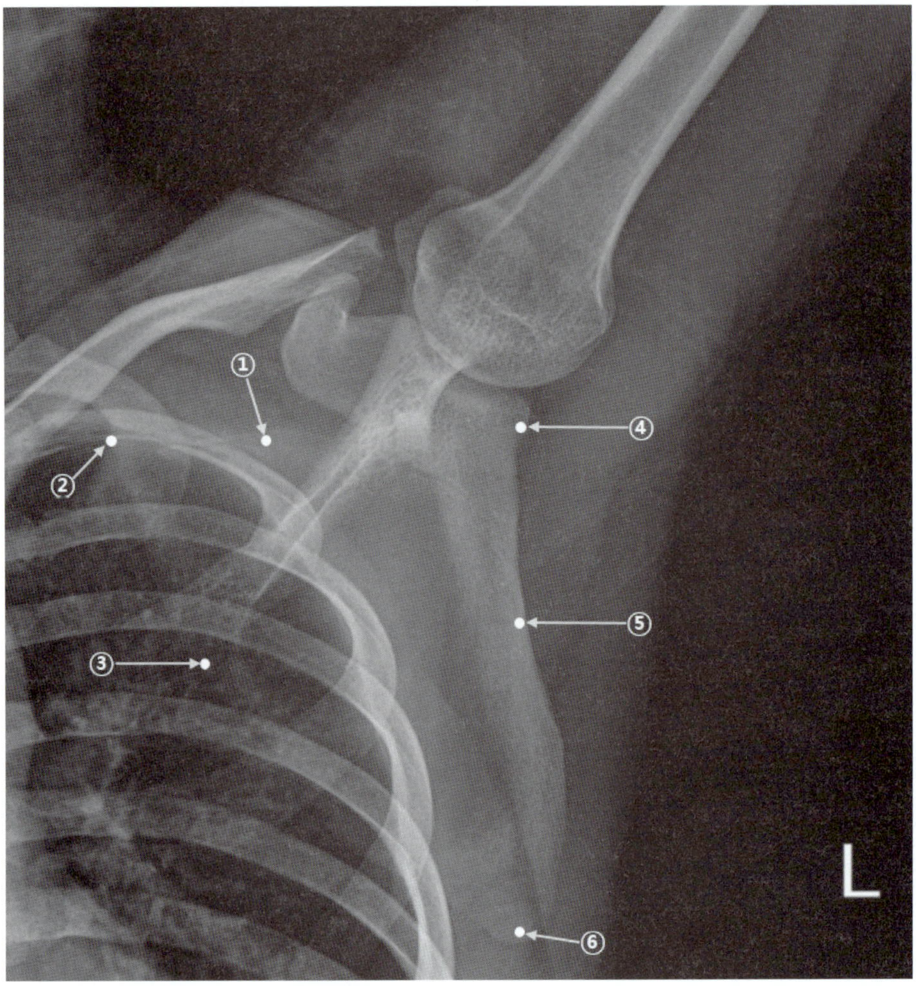

① : 위쪽모서리 (Superior border)

② : 위각 (Superior angle)

③ : 안쪽모서리 (Medial border)

④ : 가쪽각 (Lateral angle)

⑤ : 가쪽모서리 (Lateral border)

⑥ : 아래각 (Inferior angle)

실습한 Scapula AP Projection 영상을 붙여 봅시다.

실습한 영상 붙이는 곳

Scapula AP Projection 검사방법에 대해 작성해 봅시다.

02 어깨뼈 측방향 검사

Scapula Lateral Projection

"Y-view"

1 검사목적

어깨뼈 골절 및 Glenohumeral joint dislocation

2 검사방법

1) 환자는 선자세 및 앉은자세 또는 바로누운자세 상태에서 검사가 가능하다.
2) 검사쪽 손은 반대쪽 어깨를 잡도록 한다.
3) 검사쪽 어깨의 정중이마면이 영상수용체(IR)에 대해 60도가 되도록 회전시킨다.

3 중심선

어깨뼈 중앙을 향해 수직 입사

4 실습 시 평가사항

1) 조사야 크기를 적절하게 조절한다.
2) 전체 어깨뼈가 측면상으로 잘 나타나야 한다.
3) 부리돌기와 아래각이 포함되어야 한다.
4) 어깨뼈 가쪽모서리와 안쪽모서리가 겹쳐져서 나타나야 한다.
5) 표지자(side marker)는 적절한 위치에 있어야 한다.

5 조사야 크기

10 × 12 inch (24 × 30 cm)

6 검사조건

kVp	mAs	SID(cm)

7 영상평가 기준에 따른 자가 진단 평가

☐ 탁월 ☐ 우수 ☐ 보통 ☐ 미흡

8 실습을 통한 최종 점검 및 평가

번호	평가내용	그렇다	보통이다	아니다
01	어깨뼈 측방향 검사방법을 설명할 수 있다.	☐	☐	☐
02	어깨뼈 측방향 검사를 스스로 시행하고 영상을 평가할 수 있다.	☐	☐	☐

memo

9 영상 해부학

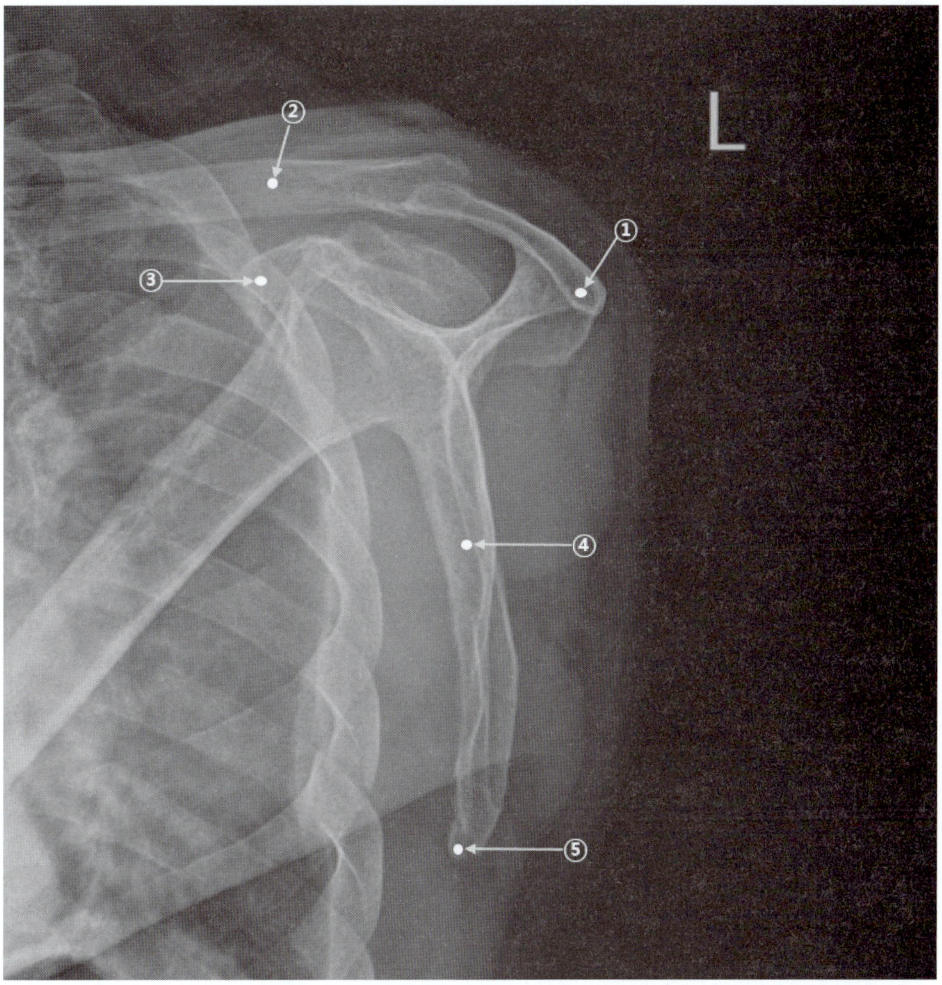

① : 봉우리 (Acromion)

② : 빗장뼈 (Clavicle)

③ : 부리돌기 (Coracoid process)

④ : 어깨뼈 (Scapula)

⑤ : 아래각 (Inferior angle)

실습한 Scapula Lateral Projection 영상을 붙여 봅시다.

실습한 영상 붙이는 곳

Scapula Lateral Projection 검사방법에 대해 작성해 봅시다.

03 빗장뼈 전후방향 검사

Clavicle AP Projection

1 검사목적

빗장뼈의 골절 및 변형 등 관찰

봉우리빗장관절과 복장빗장관절의 병변 관찰

2 검사방법

1) 환자는 선자세 및 앉은자세 또는 바로누운자세 상태에서 검사가 가능하다.
2) 빗장뼈 몸통 중심이 영상수용체(IR)에 중심에 오도록 조절한다.
3) 팔은 편안하게 몸통 옆에 내려 놓는다.

3 중심선

빗장뼈 중앙에 수직 입사

4 실습 시 평가사항

1) 조사야 크기를 적절하게 조절한다.
2) 빗장뼈의 전체가 잘 나타나야 한다.
3) 봉우리빗장관절과 복장빗장관절이 포함되어야 한다.
4) 표지자(side marker)는 적절한 위치에 있어야 한다.

5 조사야 크기

10 × 12 inch (24 × 30 cm)

6 검사조건

kVp	mAs	SID(cm)

7 영상평가 기준에 따른 자가 진단 평가

☐ 탁월 ☐ 우수 ☐ 보통 ☐ 미흡

8 실습을 통한 최종 점검 및 평가

번호	평가내용	그렇다	보통이다	아니다
01	빗장뼈 전후방향 검사방법을 설명할 수 있다.	☐	☐	☐
02	빗장뼈 전후방향 검사를 스스로 시행하고 영상을 평가할 수 있다.	☐	☐	☐

memo

9 영상 해부학

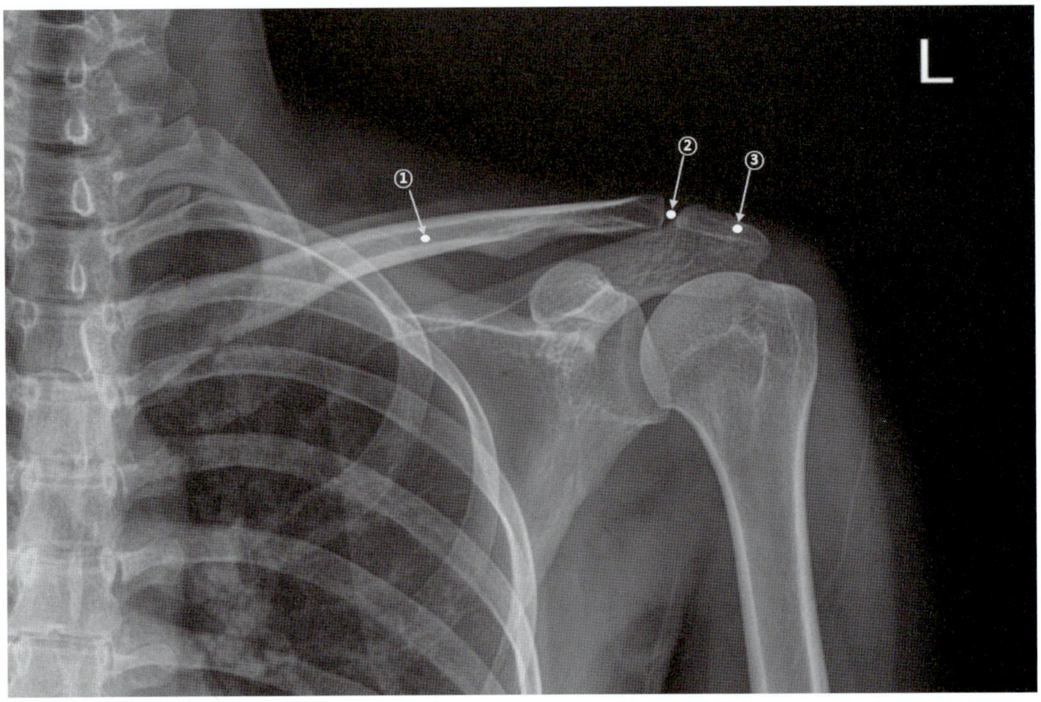

① : 빗장뼈 (Clavicle)

② : 봉우리빗장관절 (Acrominoclavicular joint)

③ : 봉우리 (Acromion)

실습한 Clavicle AP Projection 영상을 붙여 봅시다.

실습한 영상 붙이는 곳

Clavicle AP Projection 검사방법에 대해 작성해 봅시다.

04

빗장뼈 전후 축방향 검사

Clavicle AP Axial Projection

1 검사목적

빗장뼈의 골절 및 변형 등 관찰

봉우리빗장관절과 복장빗장관절의 병변 관찰

2 검사방법

1) 환자는 선자세 및 앉은자세 또는 바로누운자세 상태에서 검사가 가능하다.

2) 빗장뼈 몸통 중심이 영상수용체(IR)에 중심에 오도록 조절한다.

3) 팔은 편안하게 몸통 옆에 내려 놓는다.

3 중심선

빗장뼈 중앙을 향해 머리쪽으로 15 ~ 30도 입사

4 실습 시 평가사항

1) 조사야 크기를 적절하게 조절한다.

2) 어깨뼈와 갈비뼈 위에 빗장뼈 대부분이 나타나야 한다.
   (빗장뼈의 안쪽면이 첫 번째, 두 번째 갈비뼈에 가려진다.)

3) 봉우리빗장관절과 복장빗장관절이 포함되어야 한다.

4) 뼈의 구조와 연부조직이 잘 나타나야 한다.

5) 표지자(side marker)는 적절한 위치에 있어야 한다.

5 조사야 크기

10 × 12 inch (24 × 30 cm)

6 검사조건

kVp	mAs	SID(cm)

7 영상평가 기준에 따른 자가 진단 평가

☐ 탁월 ☐ 우수 ☐ 보통 ☐ 미흡

8 실습을 통한 최종 점검 및 평가

번호	평가내용	그렇다	보통이다	아니다
01	빗장뼈 전후 축방향 검사방법을 설명할 수 있다.	☐	☐	☐
02	빗장뼈 전후 축방향 검사를 스스로 시행하고 영상을 평가할 수 있다.	☐	☐	☐

memo

9 영상 해부학

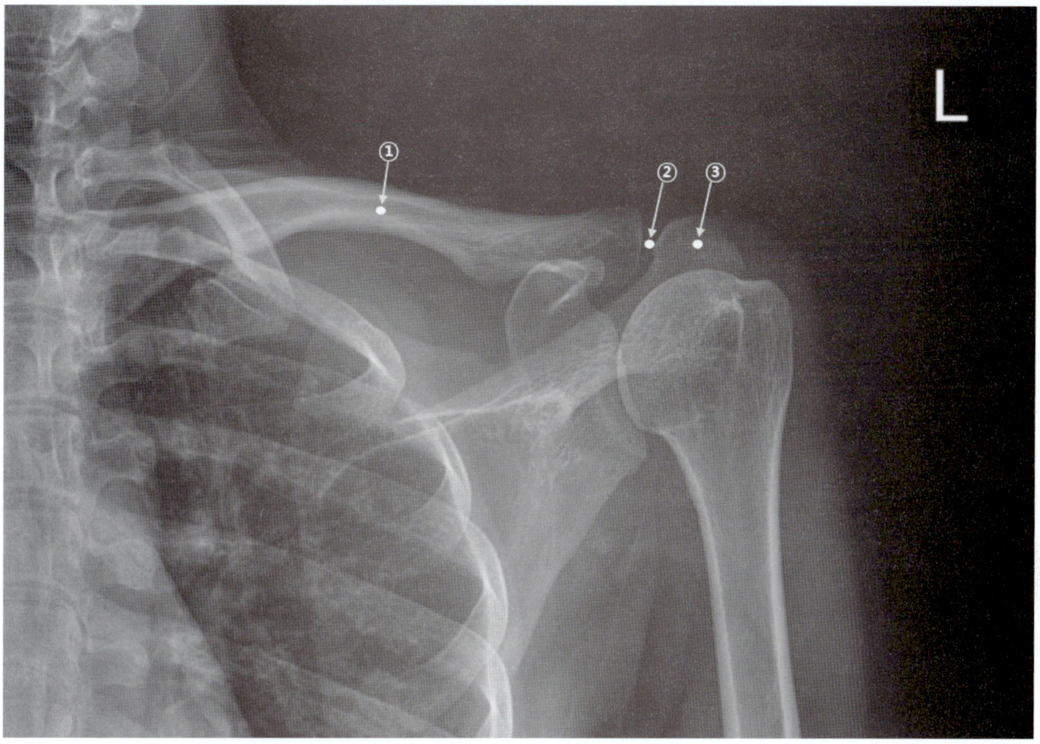

① : 빗장뼈 (Clavicle)

② : 봉우리빗장관절 (Acrominoclavicular joint)

③ : 봉우리 (Acromion)

실습한 Clavicle AP Axial Projection 영상을 붙여 봅시다.

실습한 영상 붙이는 곳

Clavicle AP Axial Projection 검사방법에 대해 작성해 봅시다.

06

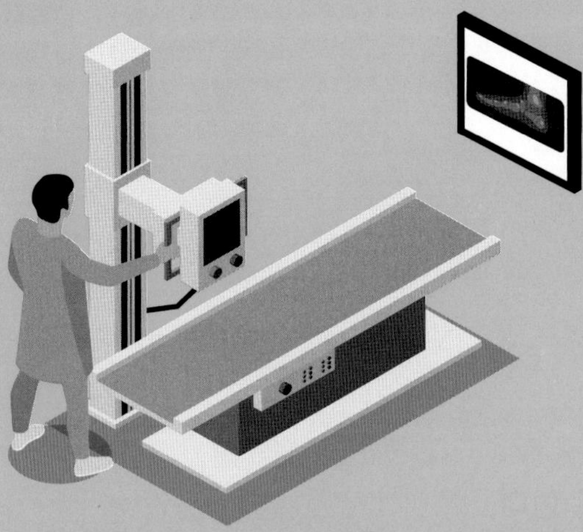

발과 발꿈치뼈

Foot & Calcaneus

학습목표

❶ 발 전후방향 검사를 시행할 수 있다.

❷ 발 전후 내측 사방향 검사를 시행할 수 있다.

❸ 발 전후 외측 사방향 검사를 시행할 수 있다.

❹ 발 측방향 검사를 시행할 수 있다.

❺ 발꿈치뼈 측방향 검사를 시행할 수 있다.

❻ 발꿈치뼈 축방향 검사를 시행할 수 있다.

01 발 전후방향 검사

Foot AP Projection

1 검사목적

발 전체뼈의 골절 및 탈구, 변형 등 관찰

- Navicular, Cuboid, Cuneiform fracture
- Subtalar joint dislocation

2 검사방법

1) 환자 앉은자세 또는 바로누운자세로 한다.
2) 무릎을 굽혀 발바닥이 영상수용체(IR)에 닿도록 한다.
3) 셋째 발허리뼈 바닥부위가 영상수용체(IR) 중심에 오도록 맞춘다.
4) 발의 장축과 영상수용체(IR) 장축이 평행되게 한다.

3 중심선

셋째 발허리뼈를 향해 발뒤꿈치 방향으로 10도 입사

4 실습 시 평가사항

1) 조사야 크기를 적절하게 조절한다.
2) 모든 발가락뼈와 발허리뼈가 잘 나타나야 한다.
3) 발배뼈, 쐐기뼈, 입방뼈 등이 잘 나타나야 한다.
4) 뼈의 구조와 연부조직이 잘 나타나야 한다.
5) 표지자(side marker)는 적절한 위치에 있어야 한다.

5 조사야 크기

10 × 12 inch (24 × 30 cm)

6 검사조건

kVp	mAs	SID(cm)

7 영상평가 기준에 따른 자가 진단 평가

☐ 탁월 ☐ 우수 ☐ 보통 ☐ 미흡

8 실습을 통한 최종 점검 및 평가

번호	평가내용	그렇다	보통이다	아니다
01	발 전후방향 검사방법을 설명할 수 있다.	☐	☐	☐
02	발 전후방향 검사를 스스로 시행하고 영상을 평가할 수 있다.	☐	☐	☐

memo

9 영상 해부학

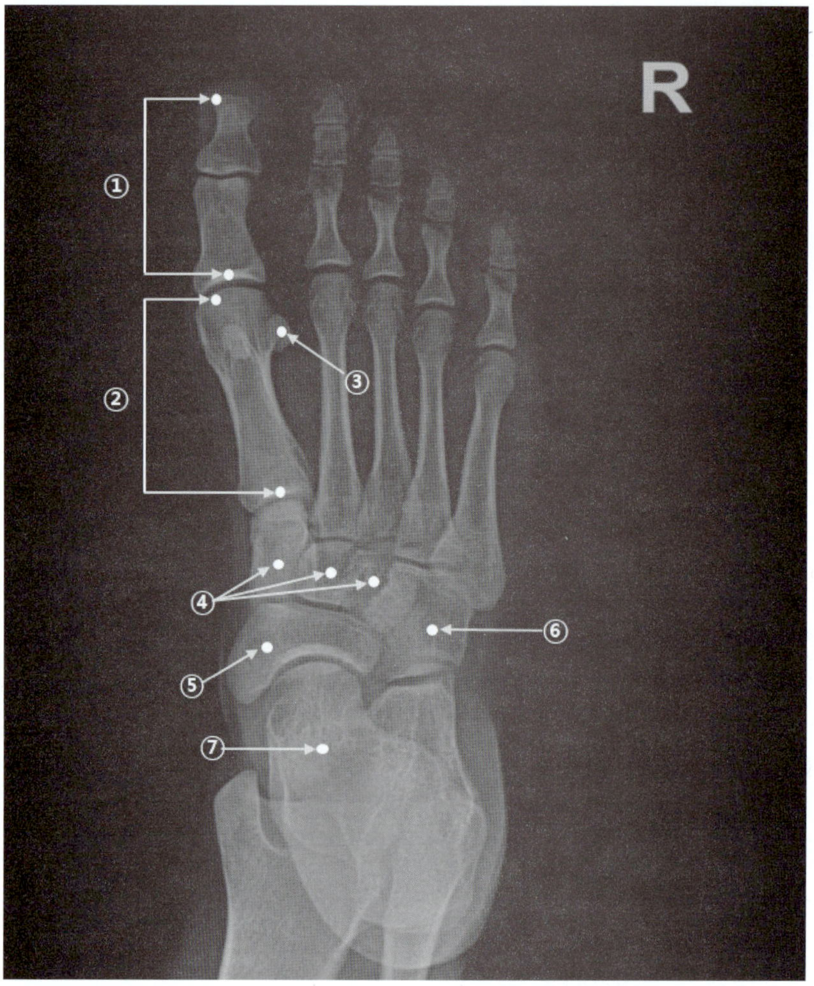

① : 발가락뼈 (Phalanges)

② : 발허리뼈 (Metatarsal bones)

③ : 종자뼈 (Sesamoid bone)

④ : 쐐기뼈 (Cuneiform)

⑤ : 발배뼈 (Navicular)

⑥ : 입방뼈 (Cuboid)

⑦ : 목말뼈 (Talus)

실습한 Foot AP Projection 영상을 붙여 봅시다.

실습한 영상 붙이는 곳

Foot AP Projection 검사방법에 대해 작성해 봅시다.

02

발 전후 내측 사방향 검사

Foot AP Medial Oblique Projection

1 검사목적

발 전체뼈의 골절 및 탈구, 변형 등 관찰

- Navicular, Cuboid, fracture
- Metatarsal & Phalanges fracture

2 검사방법

1) 환자 앉은자세 또는 바로누운자세로 한다.
2) 무릎을 굽혀 발바닥이 영상수용체(IR)에 닿도록 한다.
3) 셋째 발허리뼈 바닥부위가 영상수용체(IR) 중심에 오도록 맞춘다.
4) 발바닥의 가쪽 모서리(lateral border)가 영상수용체(IR)면과 30 ~ 40도가 되게 안쪽으로 회전시킨다.
5) 발의 장축과 영상수용체(IR) 장축이 평행되게 한다.

3 중심선

셋째 발허리뼈 바닥을 향해 수직 입사

4 실습 시 평가사항

1) 조사야 크기를 적절하게 조절한다.
2) 셋째 ~ 다섯째 발허리뼈가 겹침없이 잘 나타나야 한다.
3) 입방뼈와 발목뼈굴 주위의 관절 공간이 열려져 보여야 한다.
4) 뼈의 구조와 연부조직이 잘 나타나야 한다.
5) 표지자(side marker)는 적절한 위치에 있어야 한다.

5 조사야 크기

10 × 12 inch (24 × 30 cm)

6 검사조건

kVp	mAs	SID(cm)

7 영상평가 기준에 따른 자가 진단 평가

☐ 탁월　☐ 우수　☐ 보통　☐ 미흡

8 실습을 통한 최종 점검 및 평가

번호	평가내용	그렇다	보통이다	아니다
01	발 전후 내측 사방향 검사방법을 설명할 수 있다.	☐	☐	☐
02	발 전후 내측 사방향 검사를 스스로 시행하고 영상을 평가할 수 있다.	☐	☐	☐

memo

9 영상 해부학

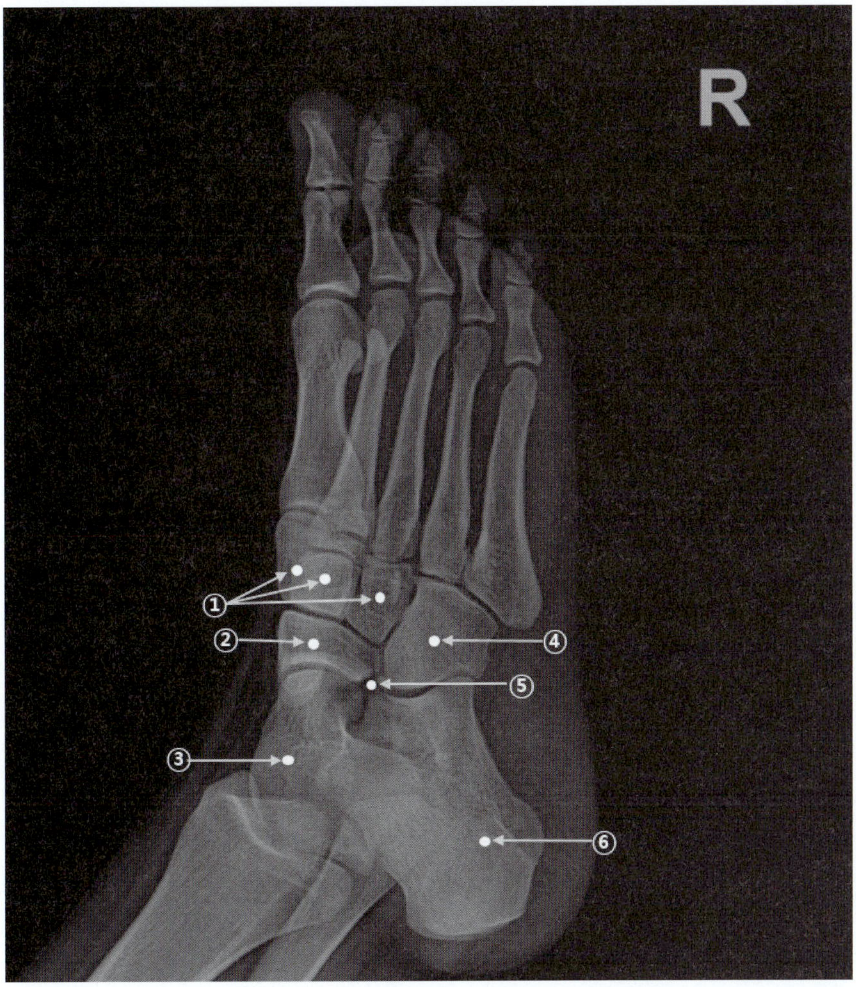

① : 쐐기뼈 (Cuneiform)	④ : 입방뼈 (Cuboid)
② : 발배뼈 (Navicular)	⑤ : 발목뼈굴 (Sinus tarsi)
③ : 목말뼈 (Talus)	⑥ : 발꿈치뼈 (Calcaneus)

실습한 Foot AP Medial Oblique Projection 영상을 붙여 봅시다.

실습한 영상 붙이는 곳

Foot AP Medial Oblique Projection 검사방법에 대해 작성해 봅시다.

03 발 전후 외측 사방향 검사

Foot AP Lateral Oblique Projection

1 검사목적

발의 골절 및 탈구, 변형 등 관찰

- Cuneiform, Navicular fracture
- Metatarsal & Phalanges fracture

2 검사방법

1) 환자 앉은자세 또는 바로누운자세로 한다.
2) 무릎을 굽혀 발바닥이 영상수용체(IR)에 닿도록 한다.
3) 셋째 발허리뼈 바닥부위가 영상수용체(IR) 중심에 오도록 맞춘다.
4) 발바닥의 안쪽 모서리(medial border)가 영상수용체(IR)면과 45도가 바깥쪽으로 회전시킨다.
5) 발의 장축과 영상수용체(IR) 장축이 평행되게 한다.

3 중심선

셋째 발허리뼈 바닥을 향해 수직 입사

4 실습 시 평가사항

1) 조사야 크기를 적절하게 조절한다.
2) 첫째와 둘째 발허리뼈가 잘 나타나야 한다.
3) 첫째와 둘째 쐐기뼈 사이의 관절 공간이 잘 나타나야 한다.
4) 뼈의 구조와 연부조직이 잘 나타나야 한다.
5) 표지자(side marker)는 적절한 위치에 있어야 한다.

5 조사야 크기

10 × 12 inch (24 × 30 cm)

6 검사조건

kVp	mAs	SID(cm)

7 영상평가 기준에 따른 자가 진단 평가

☐ 탁월 ☐ 우수 ☐ 보통 ☐ 미흡

8 실습을 통한 최종 점검 및 평가

번호	평가내용	그렇다	보통이다	아니다
01	발 전후 외측 사방향 검사방법을 설명할 수 있다.	☐	☐	☐
02	발 전후 외측 사방향 검사를 스스로 시행하고 영상을 평가할 수 있다.	☐	☐	☐

memo

9 영상 해부학

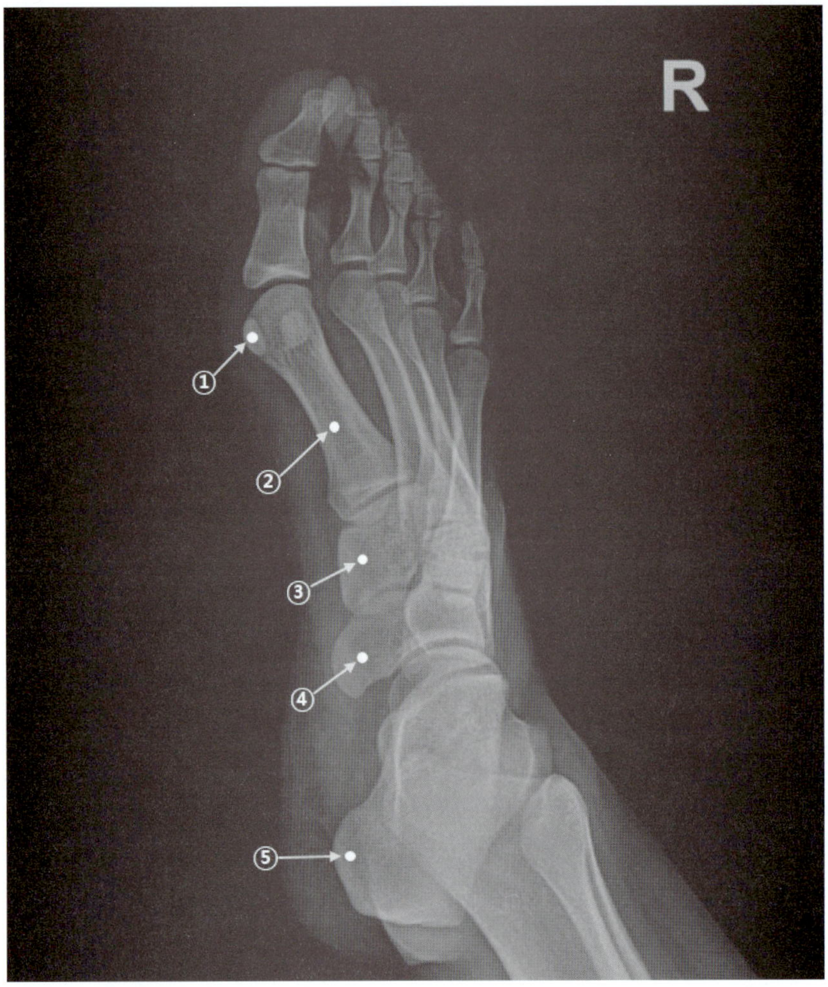

① : 종자뼈 (Sesamoid bone)

② : 발허리뼈 (Metatarsal bone)

③ : 쐐기뼈 (Cuneiform)

④ : 발배뼈 (Navicular)

⑤ : 발꿈치뼈 (Calcaneus)

실습한 Foot AP Lateral Oblique Projection 영상을 붙여 봅시다.

실습한 영상 붙이는 곳

Foot AP Lateral Oblique Projection 검사방법에 대해 작성해 봅시다.

04 발 측방향 검사
Foot Lateral Projection

1 검사목적

발허리뼈 및 발목뼈 등의 골절 및 탈구, 변형 등 관찰

- ▶ Talus & Calcaneus, Tibiotalar joint fracture
- ▶ Subtalar joint dislocation

2 검사방법

1) 환자 앉은자세 또는 바로누운자세로 한다.
2) 영상수용체(IR) 중심에 발의 중심이 오도록 맞춘다.
3) 검사쪽 발의 가쪽 모서리가 아래로 오도록 하고,
   측면자세가 될 때까지 회전시킨다.
4) 정측면 자세를 위해 가능한 발등굽힘 자세가 되게 한다.
5) 발의 장축과 영상수용체(IR) 장축이 평행되게 한다.

3 중심선

첫째 쐐기뼈를 향해 수직 입사

4 실습 시 평가사항

1) 조사야 크기를 적절하게 조절한다.
2) 발허리뼈는 측면상으로 잘 나타나야 한다.
3) 정강목말 관절이 열려져 보이고, 먼쪽 정강뼈와 종아리뼈가 포함되어야 한다.
4) 뼈의 구조와 연부조직이 잘 나타나야 한다.
5) 표지자(side marker)는 적절한 위치에 있어야 한다.

5 조사야 크기

10 × 12 inch (24 × 30 cm)

6 검사조건

kVp	mAs	SID(cm)

7 영상평가 기준에 따른 자가 진단 평가

☐ 탁월 ☐ 우수 ☐ 보통 ☐ 미흡

8 실습을 통한 최종 점검 및 평가

번호	평가내용	그렇다	보통이다	아니다
01	발 측방향 검사방법을 설명할 수 있다.	☐	☐	☐
02	발 측방향 검사를 스스로 시행하고 영상을 평가할 수 있다.	☐	☐	☐

memo

9 영상 해부학

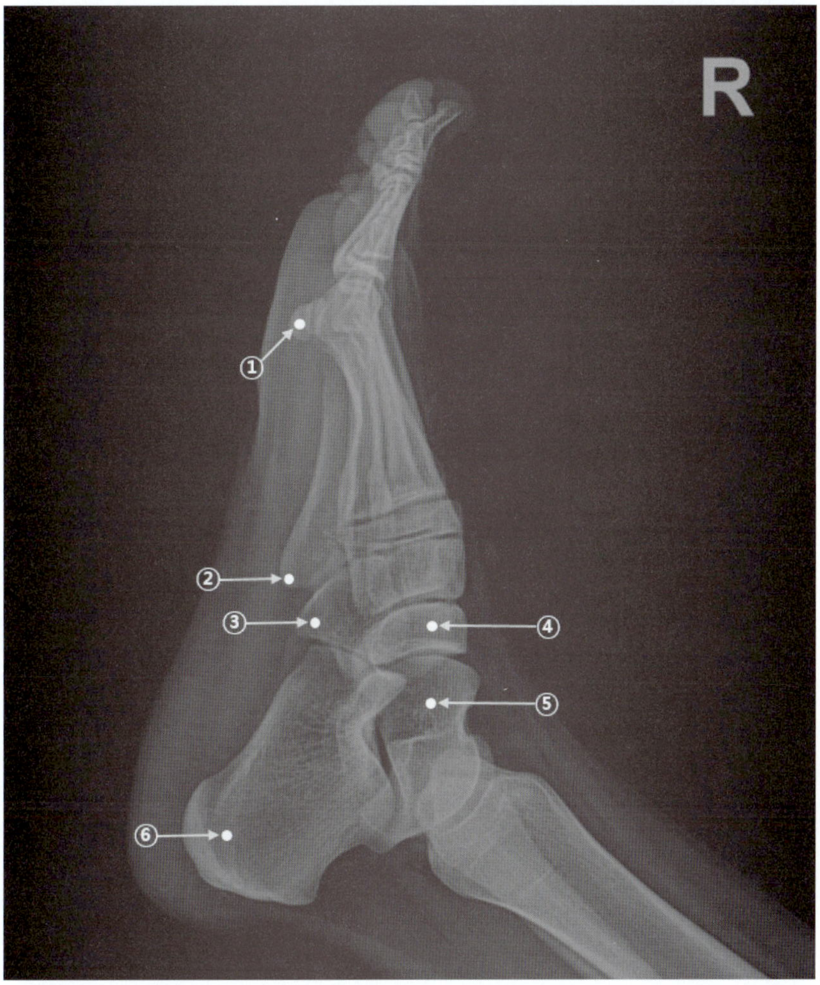

① : 종자뼈 (Sesamoid bone)

② : 다섯째 발허리뼈바닥 (Base of 5th metatarsal bone)

③ : 입방뼈 (Cuboid)

④ : 발배뼈 (Navicular)

⑤ : 목말뼈 (Talus)

⑥ : 발꿈치뼈 (Calcaneus)

실습한 Foot Lateral Projection 영상을 붙여 봅시다.

실습한 영상 붙이는 곳

Foot Lateral Projection 검사방법에 대해 작성해 봅시다.

05 발꿈치뼈 측방향 검사

Calcaneus Lateral Projection

1 검사목적

발꿈치뼈 및 목말뼈 등의 골절 및 탈구, 변형 등 관찰

- Talus & Calcaneus fracture
- Subtalar joint dislocation

2 검사방법

1) 환자 앉은자세 또는 바로누운자세로 한다.
2) 발꿈치뼈를 영상수용체(IR)의 평면과 평행하게 하고, 영상수용체 중심에 오도록 맞춘다.
3) 정측면 자세가 될 때까지 발목과 발의 자세를 정확히 잡는다.
4) 가능한 발등굽힘 자세가 되게 한다.

3 중심선

발꿈치뼈 중앙을 향해 수직 입사

4 실습 시 평가사항

1) 조사야 크기를 적절하게 조절한다.
2) 발꿈치뼈, 목말뼈 등이 측면상으로 잘 나타나야 한다.
3) 발배뼈, 입방뼈의 관절 공간이 잘 나타나야 한다.
4) 뼈의 구조와 연부조직이 잘 나타나야 한다.
5) 표지자(side marker)는 적절한 위치에 있어야 한다.

5 조사야 크기

8 × 10 inch (18 × 24 cm)

6 검사조건

kVp	mAs	SID(cm)

7 영상평가 기준에 따른 자가 진단 평가

☐ 탁월 ☐ 우수 ☐ 보통 ☐ 미흡

8 실습을 통한 최종 점검 및 평가

번호	평가내용	그렇다	보통이다	아니다
01	발꿈치뼈 측방향 검사방법을 설명할 수 있다.	☐	☐	☐
02	발꿈치뼈 측방향 검사를 스스로 시행하고 영상을 평가할 수 있다.	☐	☐	☐

memo

9 영상 해부학

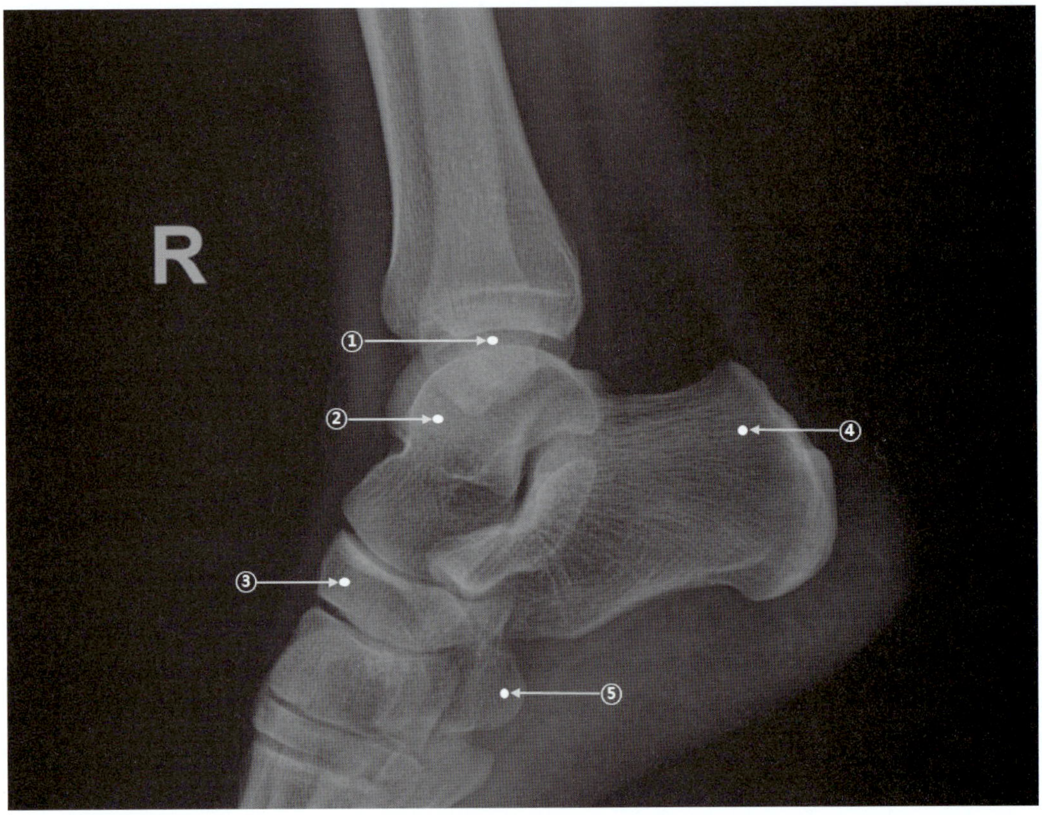

① : 목말정강관절 (Talotibial joint)

② : 목말뼈 (Talus)

③ : 발배뼈 (Navicular)

④ : 발꿈치뼈 (Calcaneus)

⑤ : 입방뼈 (Cuboid)

실습한 Calcaneus Lateral Projection 영상을 붙여 봅시다.

실습한 영상 붙이는 곳

Calcaneus Lateral Projection 검사방법에 대해 작성해 봅시다.

06 발꿈치뼈 축방향 검사
Calcaneus Axial Projection

1 검사목적

발꿈치뼈의 골절 및 탈구, 변형 등 관찰

▶ Calcaneus fracture

2 검사방법

1) 환자 앉은자세 또는 바로누운자세로 한다.
2) 검사쪽 다리를 완전히 편 상태로 한다.
3) 발목관절 부분이 영상수용체(IR)의 중심에 오도록 맞춘다.
4) 발등굽힘 자세로 하여 발바닥면이 영상수용체에 대해 수직이 되도록 자세를 조절한다.

3 중심선

발꿈치뼈 중앙을 향해 머리쪽으로 40도 입사

4 실습 시 평가사항

1) 조사야 크기를 적절하게 조절한다.
2) 목말받침돌기 부분이 내측에서 잘 나타나야 한다.
3) 목말발꿈치관절부터 거친면까지 포함되어 나타나야 한다.
4) 뼈의 구조와 연부조직이 잘 나타나야 한다.
5) 표지자(side marker)는 적절한 위치에 있어야 한다.

5 조사야 크기

8 × 10 inch (18 × 24 cm)

6 검사조건

kVp	mAs	SID(cm)

7 영상평가 기준에 따른 자가 진단 평가

☐ 탁월 ☐ 우수 ☐ 보통 ☐ 미흡

8 실습을 통한 최종 점검 및 평가

번호	평가내용	그렇다	보통이다	아니다
01	발꿈치뼈 축방향 검사방법을 설명할 수 있다.	☐	☐	☐
02	발꿈치뼈 축방향 검사를 스스로 시행하고 영상을 평가할 수 있다.	☐	☐	☐

memo

9 영상 해부학

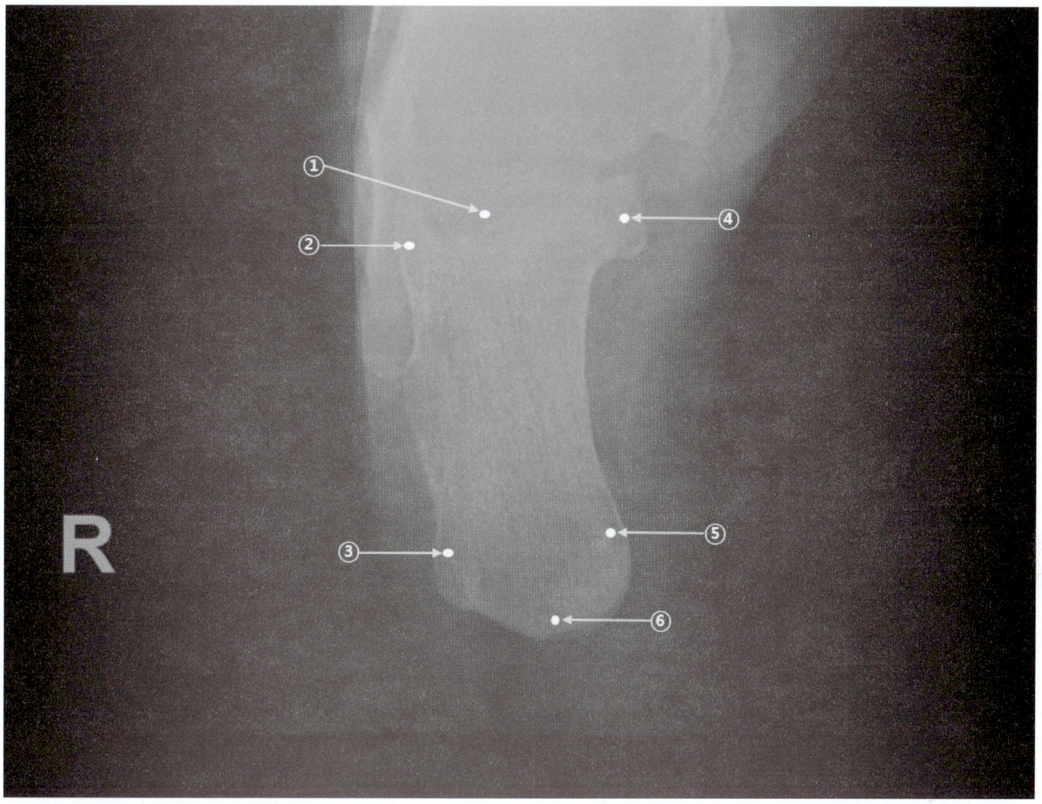

① : 목말발꿈치관절 (Talocalcaneal joint)

② : 도르래돌기 (Trochlear process)

③ : 가쪽돌기 (Lateral process)

④ : 목말받침돌기 (Sustentaculum process)

⑤ : 안쪽돌기 (Medial process)

⑥ : 거친면 (Tuberosity)

실습한 Calcaneus Axial Projection 영상을 붙여 봅시다.

실습한 영상 붙이는 곳

Calcaneus Axial Projection 검사방법에 대해 작성해 봅시다.

07

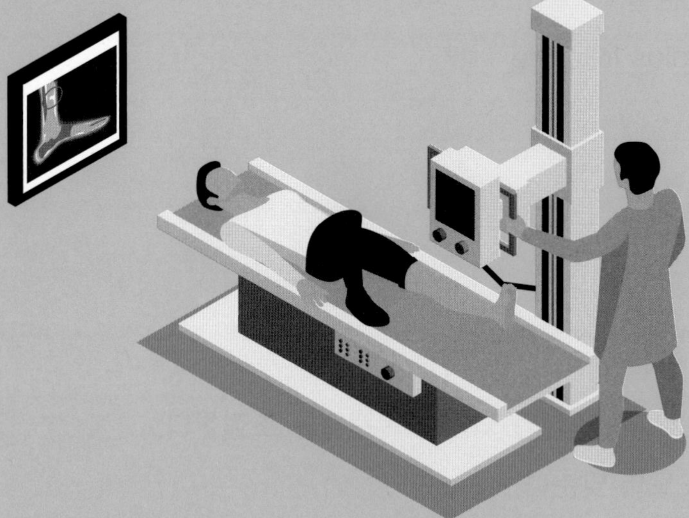

발목관절

Ankle Joint

학습목표

❶ 발목관절 전후방향 검사를 시행할 수 있다.

❷ 발목관절 전후 내측 사방향 [Mortise법] 검사를 시행할 수 있다.

❸ 발목관절 전후 내측 사방향 검사를 시행할 수 있다.

❹ 발목관절 전후 외측 사방향 검사를 시행할 수 있다.

❺ 발목관절 측방향 검사를 시행할 수 있다.

01

발목관절 전후방향 검사

Ankle AP Projection

1 검사목적

발목관절 부위의 골절 및 탈구, 변형 등 관찰

- Medial malleolus & Lateral malleolus fracture
- Distal Tibia & Fibula fracture

2 검사방법

1) 환자 앉은자세 또는 바로누운자세로 한다.
2) 검사쪽 발목과 발을 펴고, 정전후(True AP)자세가 되게 발목관절을 조절한다.
3) 발목관절이 영상수용체(IR) 중심에 오도록 맞춘다.
4) 안쪽복사와 가쪽복사 이은선이 영상수용체(IR)면과 평행되게 한다.

3 중심선

발목관절 중앙에 수직 입사

4 실습 시 평가사항

1) 조사야 크기를 적절하게 조절한다.
2) 양쪽 복사벼, 목말뼈, 발허리뼈 일부가 나타나야 한다.
3) 먼쪽 정강뼈와 목말뼈가 먼쪽 종아리뼈의 일부와 겹침이 나타난다.
4) 뼈의 구조와 연부조직이 잘 나타나야 한다.
5) 표지자(side marker)는 적절한 위치에 있어야 한다.

5 조사야 크기

10 × 12 inch (24 × 30 cm)

6 검사조건

kVp	mAs	SID(cm)

7 영상평가 기준에 따른 자가 진단 평가

☐ 탁월 ☐ 우수 ☐ 보통 ☐ 미흡

8 실습을 통한 최종 점검 및 평가

번호	평가내용	그렇다	보통이다	아니다
01	발목관절 전후방향 검사방법을 설명할 수 있다.	☐	☐	☐
02	발목관절 전후방향 검사를 스스로 시행하고 영상을 평가할 수 있다.	☐	☐	☐

memo

9 영상 해부학

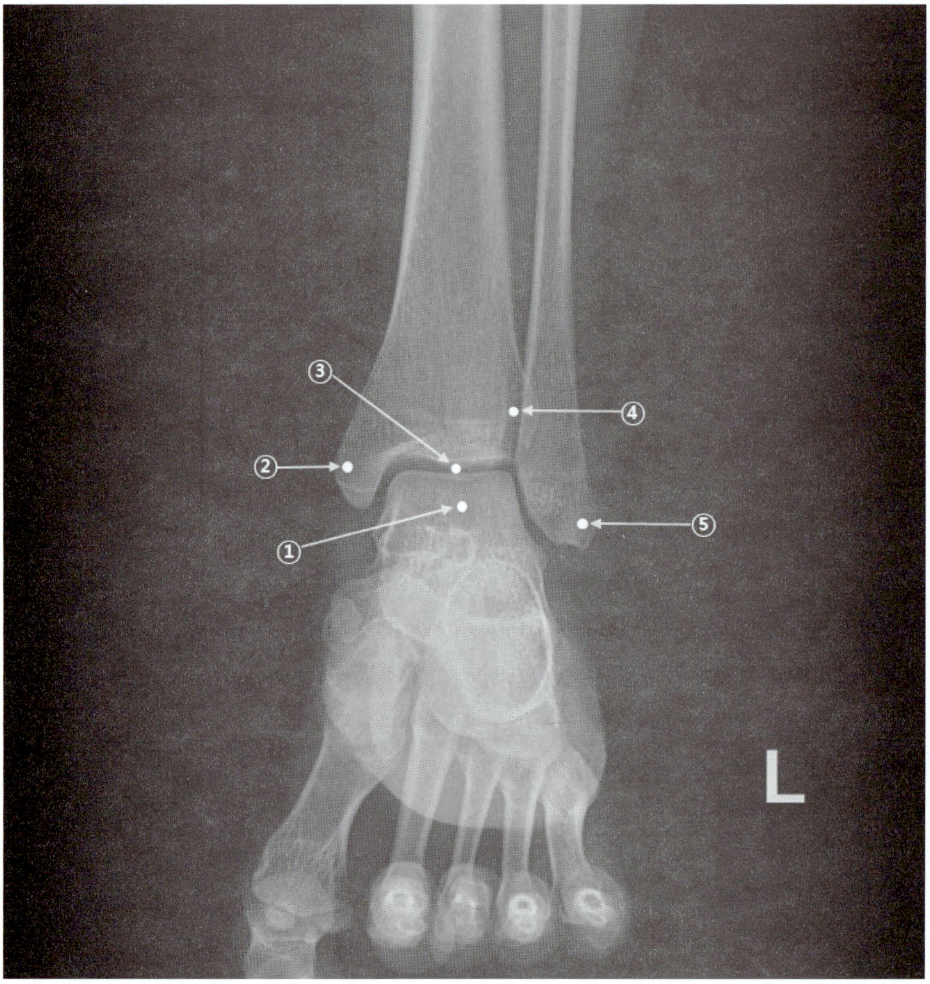

①：목말뼈 (Talus)

②：안쪽복사뼈 (Medial malleolus)

③：정강목말관절 (Tibiotalar joint)

④：먼쪽 정강종아리관절 (Distal tibiofibular joint)

⑤：가쪽복사뼈 (Lateral malleolus)

실습한 Ankle AP Projection 영상을 붙여 봅시다.

실습한 영상 붙이는 곳

Ankle AP Projection 검사방법에 대해 작성해 봅시다.

02 발목관절 전후 내측 사방향 검사

Ankle AP Medial Oblique Projection "Mortise법"

1 검사목적

발목관절 부위의 골절 및 탈구, 변형 등 관찰

▶ Medial malleolus & Lateral malleolus, Talus와의 interspace

2 검사방법

1) 환자 앉은자세 또는 바로누운자세로 한다.
2) 검사쪽 발목과 발을 펴고, 발목관절이 영상수용체(IR) 중심에 오도록 맞춘다.
3) 가능한 발등굽힘 자세를 하고, 다리와 발을 안쪽으로 약 15 ~ 20도 회전시킨다.

3 중심선

발목관절 중앙에 수직 입사

4 실습 시 평가사항

1) 조사야 크기를 적절하게 조절한다.
2) 먼쪽 정강종아리관절, 목말종아리관절, 먼쪽 목말정강관절이 겹침없이 잘 나타나야 한다.
3) 먼쪽 정강종아리관절은 최소한으로 겹쳐질 수 있다.
4) 뼈의 구조와 연부조직이 잘 나타나야 한다.
5) 표지자(side marker)는 적절한 위치에 있어야 한다.

5 조사야 크기

10 × 12 inch (24 × 30 cm)

6 검사조건

kVp	mAs	SID(cm)

7 영상평가 기준에 따른 자가 진단 평가

☐ 탁월 ☐ 우수 ☐ 보통 ☐ 미흡

8 실습을 통한 최종 점검 및 평가

번호	평가내용	그렇다	보통이다	아니다
01	발목관절 전후 내측 사방향 Mortise검사 방법을 설명할 수 있다.	☐	☐	☐
02	발목관절 전후 내측 사방향 Mortise 검사를 스스로 시행하고 영상을 평가할 수 있다.	☐	☐	☐

memo

9 영상 해부학

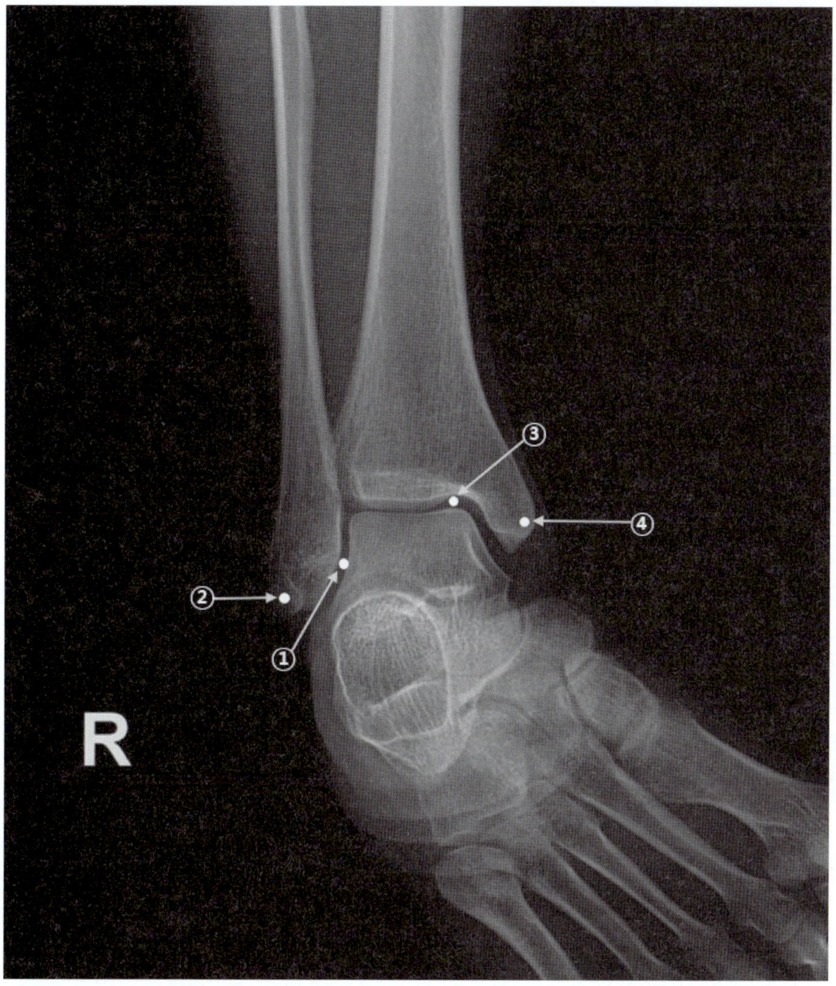

①：목말종아리관절 (Talofibula joint)

②：가쪽복사뼈 (Lateral malleolus)

③：정강목말관절 (Tibiotalar joint)

④：안쪽복사뼈 (Medial malleolus)

실습한 Ankle AP Medial Oblique Projection [Mortise법] 영상을 붙여 봅시다.

실습한 영상 붙이는 곳

Ankle AP Medial Oblique Projection [Mortise법] 검사에 대해 작성해 봅시다.

03 발목관절 전후 내측 사방향 검사

Ankle AP Medial Oblique Projection

1 검사목적

발목관절 부위의 골절 및 탈구, 변형 등 관찰

- Medial malleolus & Lateral malleolus fracture
- Talus fracture

2 검사방법

1) 환자 앉은자세 또는 바로누운자세로 한다.
2) 검사쪽 발목과 발을 펴고, 발목관절이 영상수용체(IR) 중심에 오도록 맞춘다.
3) 가능한 발등굽힘 자세를 하고, 다리와 발을 안쪽으로 45도 회전시킨다.

3 중심선

발목관절 중앙에 수직 입사

4 실습 시 평가사항

1) 조사야 크기를 적절하게 조절한다.
2) 먼쪽 정강종아리관절이 열려 나타나야 한다.
3) 목말종아리관절이 겹침없이 나타나야 한다.
4) 뼈의 구조와 연부조직이 잘 나타나야 한다.
5) 표지자(side marker)는 적절한 위치에 있어야 한다.

5 조사야 크기

10 × 12 inch (24 × 30 cm)

6 검사조건

kVp	mAs	SID(cm)

7 영상평가 기준에 따른 자가 진단 평가

☐ 탁월 ☐ 우수 ☐ 보통 ☐ 미흡

8 실습을 통한 최종 점검 및 평가

번호	평가내용	그렇다	보통이다	아니다
01	발목관절 전후 내측 사방향 검사방법을 설명할 수 있다.	☐	☐	☐
02	발목관절 전후 내측 사방향 검사를 스스로 시행하고 영상을 평가할 수 있다.	☐	☐	☐

memo

9 영상 해부학

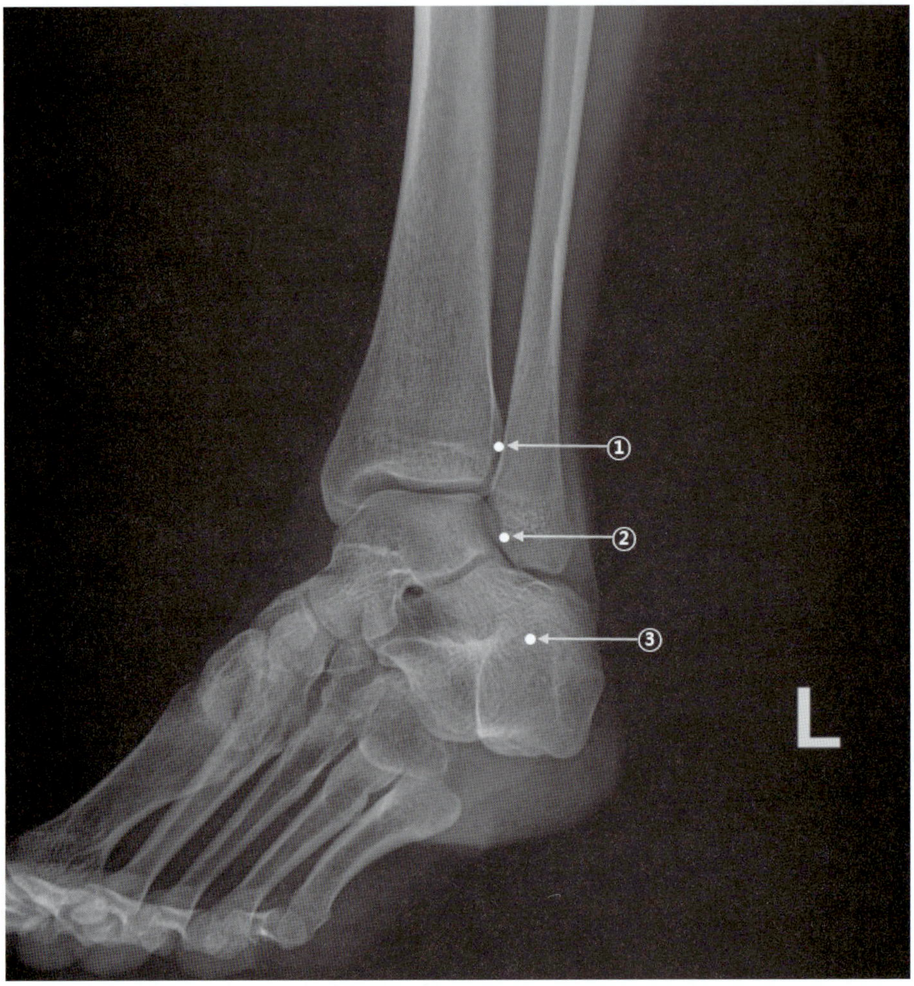

① : 먼쪽 정강종아리관절 (Distal tibiofibular joint)

② : 목말종아리관절 (Talofibula joint)

③ : 발꿈치뼈 (Calcaneus)

실습한 Ankle AP Medial Oblique Projection 영상을 붙여 봅시다.

실습한 영상 붙이는 곳

Ankle AP Medial Oblique Projection 검사방법에 대해 작성해 봅시다.

04 발목관절 전후 외측 사방향 검사

Ankle AP Lateral Oblique Projection

1 검사목적

발목관절 부위의 골절 및 탈구, 변형 등 관찰

▶ Lateral malleolus fracture

2 검사방법

1) 환자 앉은자세 또는 바로누운자세로 한다.
2) 검사쪽 발목과 발을 펴고, 발목관절이 영상수용체(IR) 중심에 오도록 맞춘다.
3) 가능한 발등굽힘 자세를 하고, 다리와 발을 가쪽으로 45도 회전시킨다.

3 중심선

발목관절 중앙에 수직 입사

4 실습 시 평가사항

1) 조사야 크기를 적절하게 조절한다.
2) 정강뼈와 종아리뼈가 겹쳐져서 나타난다.
3) 목말발꿈치관절이 나타나야 한다.
4) 뼈의 구조와 연부조직이 잘 나타나야 한다.
5) 표지자(side marker)는 적절한 위치에 있어야 한다.

5 조사야 크기

10 × 12 inch (24 × 30 cm)

6 검사조건

kVp	mAs	SID(cm)

7 영상평가 기준에 따른 자가 진단 평가

☐ 탁월 ☐ 우수 ☐ 보통 ☐ 미흡

8 실습을 통한 최종 점검 및 평가

번호	평가내용	그렇다	보통이다	아니다
01	발목관절 전후 외측 사방향 검사방법을 설명할 수 있다.	☐	☐	☐
02	발목관절 전후 외측 사방향 검사를 스스로 시행하고 영상을 평가할 수 있다.	☐	☐	☐

memo

9 영상 해부학

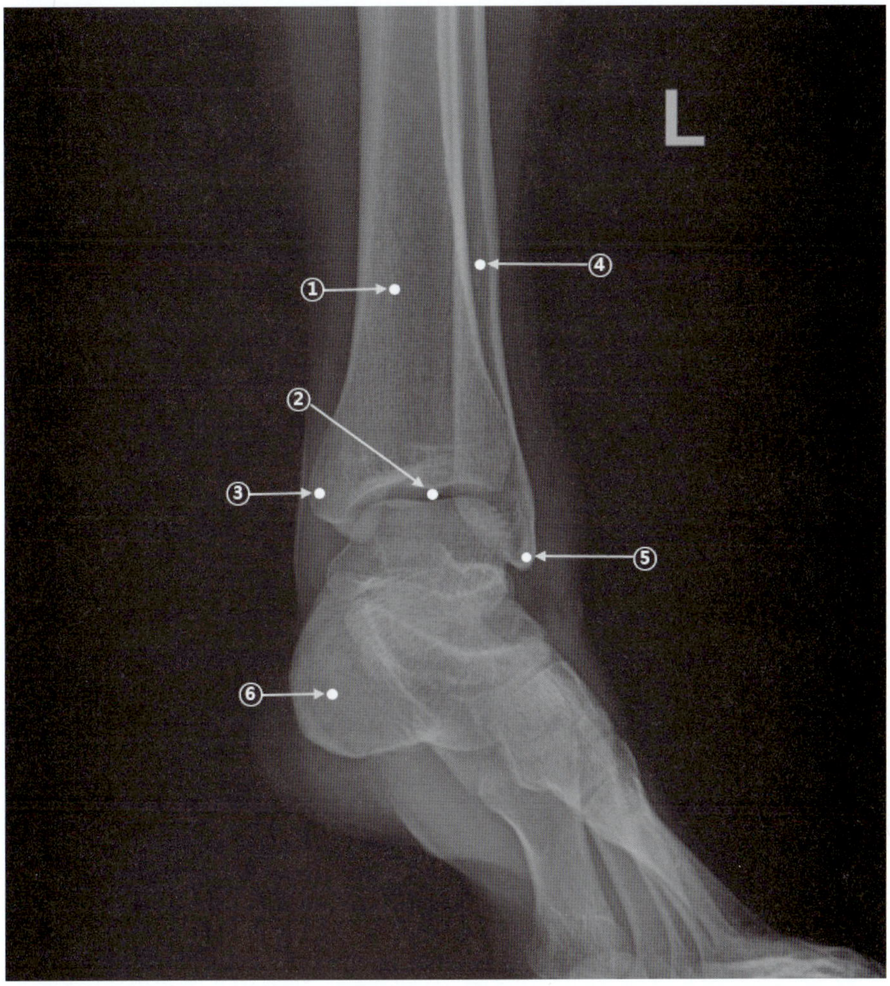

① : 정강뼈 (Tibia)	④ : 종아리뼈 (Fibula)
② : 정강목말관절 (Tibiotalar joint)	⑤ : 가쪽복사뼈 (Lateral malleolus)
③ : 안쪽복사뼈 (Medial malleolus)	⑥ : 발꿈치뼈 (Calcaneus)

실습한 Ankle AP Lateral Oblique Projection 영상을 붙여 봅시다.

실습한 영상 붙이는 곳

Ankle AP Lateral Oblique Projection 검사방법에 대해 작성해 봅시다.

05 발목관절 측방향 검사

Ankle Lateral Projection

1 검사목적

발목관절 부위의 골절 및 탈구, 변형 등 관찰

- Talus & Distal tibia fracture
- Tibiotalar joint fracture

2 검사방법

1) 환자 검사쪽을 아래로 한 옆으로 누운자세로 한다.
2) 발목관절을 영상수용체 중심에 오도록 맞춘다.
3) 정측면 자세가 될 때가지 검사쪽으로 몸을 돌려 정확한 자세를 잡는다.
4) 가능한 발등굽힘 자세가 되게 한다.

3 중심선

발목관절(안쪽복사뼈)을 향해 수직 입사

4 실습 시 평가사항

1) 조사야 크기를 적절하게 조절한다.
2) 먼쪽 정강뼈, 목말뼈, 발꿈치뼈 등이 측면상으로 잘 나타나야 한다.
3) 정강뼈 후방부위와 먼쪽 종아리뼈가 겹쳐서 나타나야 한다.
4) 뼈의 구조와 연부조직이 잘 나타나야 한다.
5) 표지자(side marker)는 적절한 위치에 있어야 한다.

5 조사야 크기

10 × 12 inch (24 × 30 cm)

6 검사조건

kVp	mAs	SID(cm)

7 영상평가 기준에 따른 자가 진단 평가

☐ 탁월　☐ 우수　☐ 보통　☐ 미흡

8 실습을 통한 최종 점검 및 평가

번호	평가내용	그렇다	보통이다	아니다
01	발목관절 측방향 검사방법을 설명할 수 있다.	☐	☐	☐
02	발목관절 측방향 검사를 스스로 시행하고 영상을 평가할 수 있다.	☐	☐	☐

memo

9 영상 해부학

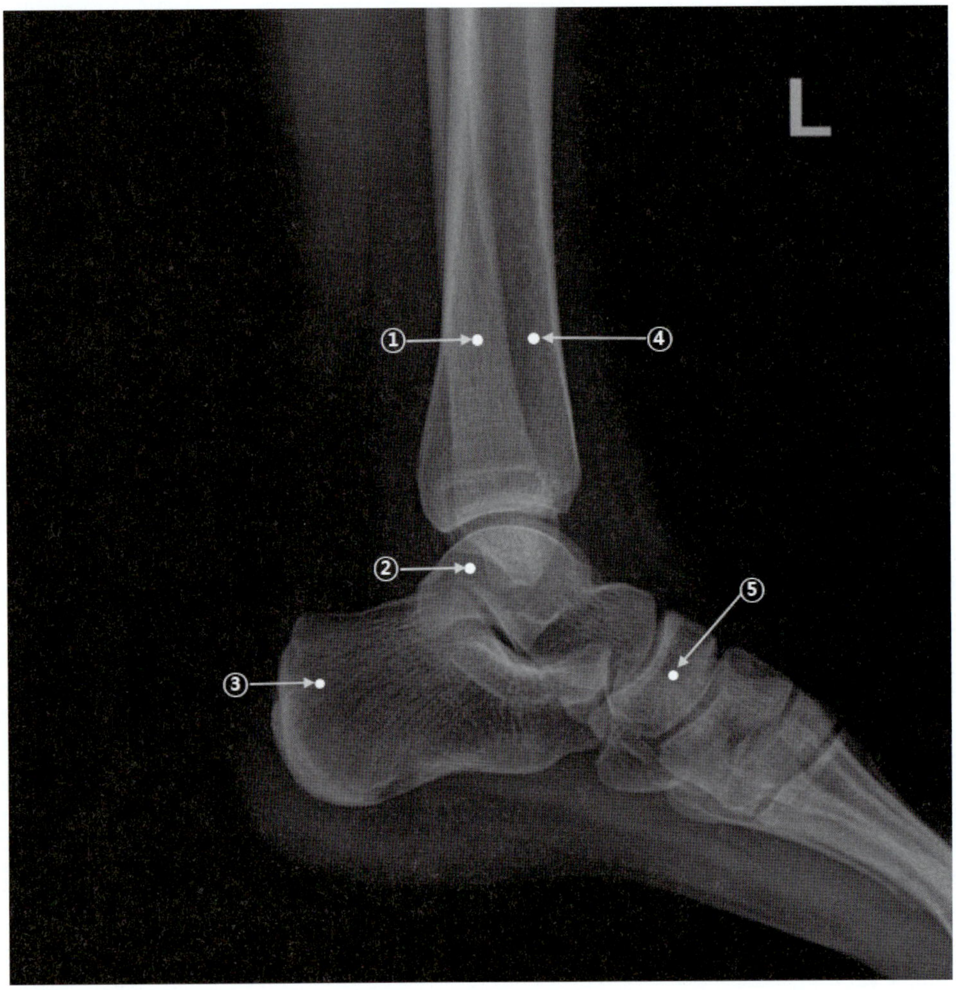

① : 종아리뼈 (Fibula)

② : 목말뼈 (Talus)

③ : 발꿈치뼈 (Calcaneus)

④ : 정강뼈 (Tibia)

⑤ : 발배뼈 (Navicular)

실습한 Ankle Lateral Projection 영상을 붙여 봅시다.

실습한 영상 붙이는 곳

Ankle Lateral Projection 검사방법에 대해 작성해 봅시다.

08

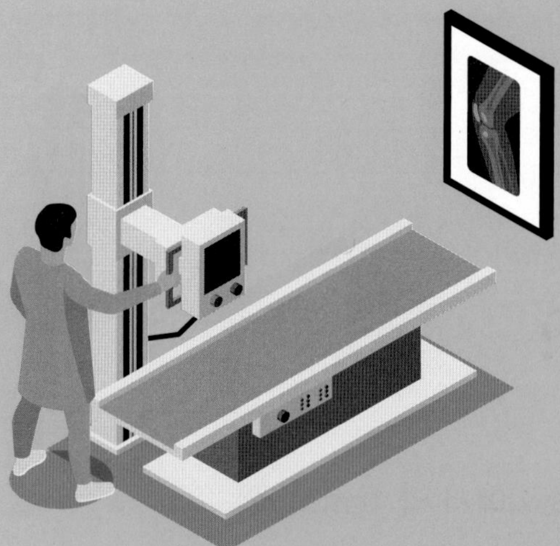

무릎관절

Knee Joint

학습목표

❶ 무릎관절 전후방향 검사를 시행할 수 있다.

❷ 무릎관절 전후 내측 사방향 검사를 시행할 수 있다.

❸ 무릎관절 전후 외측 사방향 검사를 시행할 수 있다.

❹ 무릎관절 측방향 검사를 시행할 수 있다.

❺ 무릎뼈 접선방향 [Settegast법] 검사를 시행할 수 있다.

❻ 융기사이오목 후전 축방향 [Homblad법] 검사를 시행할 수 있다.

01 무릎관절 전후방향 검사

Knee AP Projection

1 검사목적

무릎관절 부위의 골절 및 변형 등 관찰

- Patella fracture
- Distal Femur & Proximal Tibia fracture

2 검사방법

1) 환자 앉은자세 또는 바로누운자세로 한다.
2) 검사쪽 다리는 펴고, 무릎뼈 꼭지(Patella Apex)에서 약 1cm 아래 지점이 영상수용체(IR) 중심에 오도록 맞춘다.
3) 정전후(True AP)자세가 되게 다리를 안쪽으로 3 ~ 5도 회전한다.
4) 영상수용체(IR)의 장축에 대해 무릎과 다리가 정렬되게 한다.

3 중심선

무릎뼈 꼭지 약 1cm 지점에 수직 입사

4 실습 시 평가사항

1) 조사야 크기를 적절하게 조절한다.
2) 먼쪽 넙다리뼈와 몸쪽 정강뼈 및 종아리뼈가 나타나야 한다.
3) 무릎관절 공간이 대칭적으로 나타나야 한다.
4) 뼈의 구조와 연부조직이 잘 나타나야 한다.
5) 표지자(side marker)는 적절한 위치에 있어야 한다.

5 조사야 크기

10 × 12 inch (24 × 30 cm)

6 검사조건

kVp	mAs	SID(cm)

7 영상평가 기준에 따른 자가 진단 평가

☐ 탁월 ☐ 우수 ☐ 보통 ☐ 미흡

8 실습을 통한 최종 점검 및 평가

번호	평가내용	그렇다	보통이다	아니다
01	무릎관절 전후방향 검사방법을 설명할 수 있다.	☐	☐	☐
02	무릎관절 전후방향 검사를 스스로 시행하고 영상을 평가할 수 있다.	☐	☐	☐

memo

9 영상 해부학

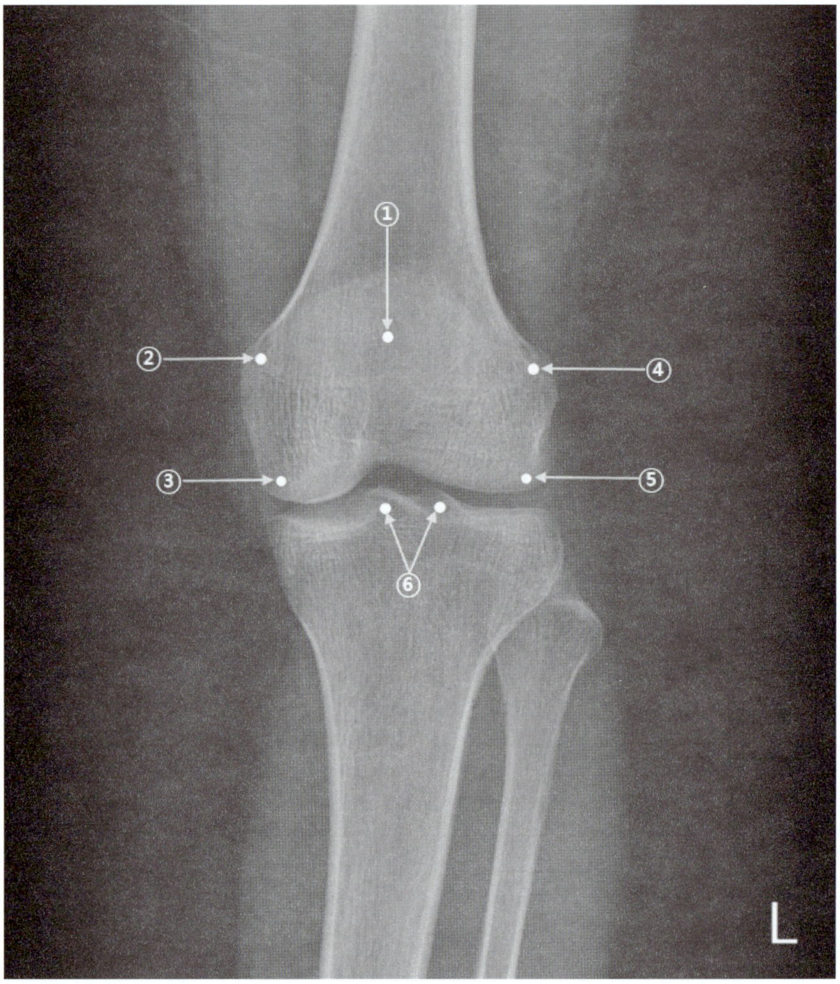

① : 무릎뼈 (Patella)

② : 안쪽위관절융기 (Medial epicondyle)

③ : 안쪽관절융기 (Medial condyle)

④ : 가쪽위관절융기 (Lateral epicondyle)

⑤ : 가쪽관절융기 (Lateral condyle)

⑥ : 융기사이융기 (Intercondylar eminence)

실습한 Knee AP Projection 영상을 붙여 봅시다.

실습한 영상 붙이는 곳

Knee AP Projection 검사방법에 대해 작성해 봅시다.

02 무릎관절 전후 내측 사방향 검사

Knee AP Medial Oblique Projection

1 검사목적

무릎관절 부위의 골절 및 변형 등 관찰

- Patella, Femoral condyles fracture
- Proximal Tibia & fibula fracture

2 검사방법

1) 환자 앉은자세 또는 바로누운자세로 한다.
2) 무릎뼈 꼭지(Patella Apex)에서 약 1cm 아래 지점이 영상수용체(IR) 중심에 오도록 맞춘다.
3) 검사쪽 무릎관절이 안쪽으로 45도 회전되도록 검사쪽 엉덩이를 들어준다.
4) 영상수용체(IR)의 장축에 대해 무릎과 다리가 정렬되게 한다.

3 중심선

무릎뼈 꼭지 약 1cm 지점에 수직 입사

4 실습 시 평가사항

1) 조사야 크기를 적절하게 조절한다.
2) 넙다리뼈의 가쪽 관절융기와 정강뼈가 잘 나타나야 한다.
3) 몸쪽 정강종아리관절이 잘 나타나야 한다.
4) 뼈의 구조와 연부조직이 잘 나타나야 한다.
5) 표지자(side marker)는 적절한 위치에 있어야 한다.

5 조사야 크기

10 × 12 inch (24 × 30 cm)

6 검사조건

kVp	mAs	SID(cm)

7 영상평가 기준에 따른 자가 진단 평가

☐ 탁월 ☐ 우수 ☐ 보통 ☐ 미흡

8 실습을 통한 최종 점검 및 평가

번호	평가내용	그렇다	보통이다	아니다
01	무릎관절 전후 내측 사방향 검사방법을 설명할 수 있다.	☐	☐	☐
02	무릎관절 전후 내측 사방향 검사를 스스로 시행하고 영상을 평가할 수 있다.	☐	☐	☐

memo

9 영상 해부학

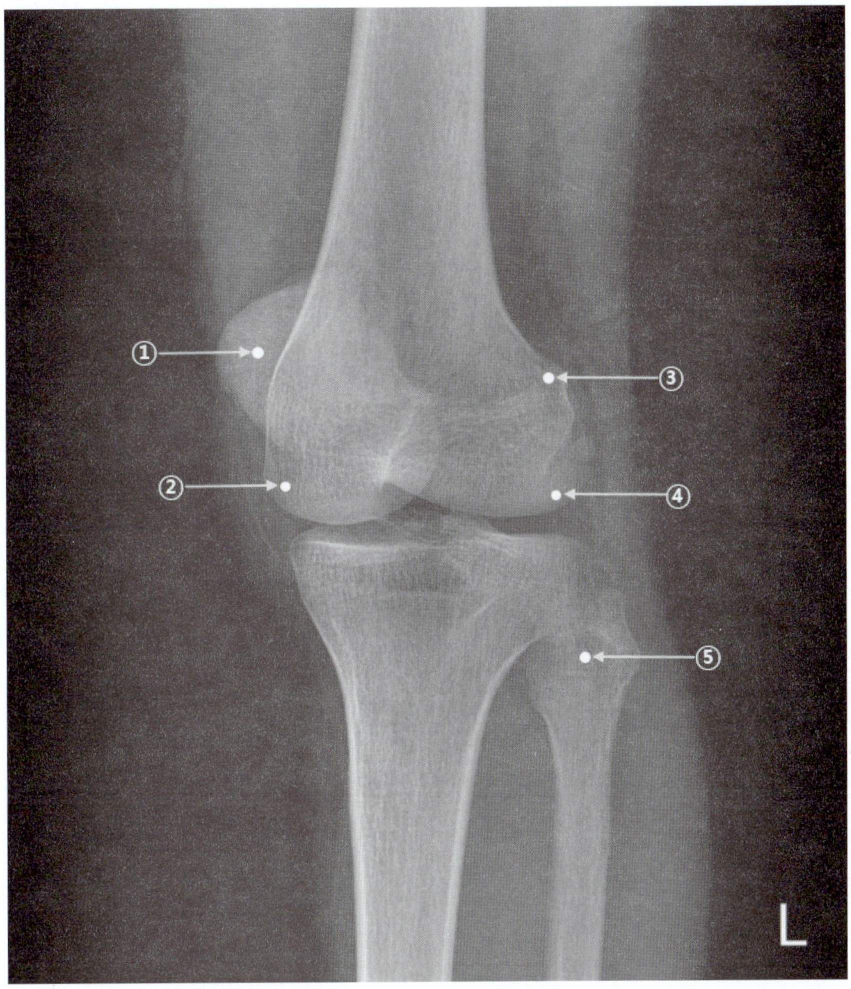

① : 무릎뼈 (Patella)

② : 안쪽관절융기 (Medial condyle)

③ : 가쪽위관절융기 (Lateral epicondyle)

④ : 가쪽관절융기 (Lateral condyle)

⑤ : 종아리뼈머리 (Head of fibula)

실습한 Knee AP Medial Oblique Projection 영상을 붙여 봅시다.

실습한 영상 붙이는 곳

Knee AP Medial Oblique Projection 검사방법에 대해 작성해 봅시다.

03 무릎관절 전후 외측 사방향 검사

Knee AP Lateral Oblique Projection

1 검사목적

무릎관절 부위의 골절 및 변형 등 관찰

- Patella, Femoral condyles fracture
- Proximal Tibia & fibula fracture

2 검사방법

1) 환자 앉은자세 또는 바로누운자세로 한다.
2) 무릎뼈 꼭지(Patella Apex)에서 약 1cm 아래 지점이 영상수용체(IR) 중심에 오도록 맞춘다.
3) 검사쪽 무릎관절이 바깥쪽으로 45도 회전되도록 검사 반대쪽 엉덩이를 들어준다.
4) 영상수용체(IR)의 장축에 대해 무릎과 다리가 정렬되게 한다.

3 중심선

무릎뼈 꼭지 약 1cm 지점에 수직 입사

4 실습 시 평가사항

1) 조사야 크기를 적절하게 조절한다.
2) 넙다리뼈의 안쪽 관절융기가 잘 나타나야 한다.
3) 정강뼈에 의해 몸쪽 종아리뼈가 겹쳐서 나타난다.
4) 뼈의 구조와 연부조직이 잘 나타나야 한다.
5) 표지자(side marker)는 적절한 위치에 있어야 한다.

5 조사야 크기

10 × 12 inch (24 × 30 cm)

6 검사조건

kVp	mAs	SID(cm)

7 영상평가 기준에 따른 자가 진단 평가

☐ 탁월　☐ 우수　☐ 보통　☐ 미흡

8 실습을 통한 최종 점검 및 평가

번호	평가내용	그렇다	보통이다	아니다
01	무릎관절 전후 외측 사방향 검사방법을 설명할 수 있다.	☐	☐	☐
02	무릎관절 전후 외측 사방향 검사를 스스로 시행하고 영상을 평가할 수 있다.	☐	☐	☐

memo

9 영상 해부학

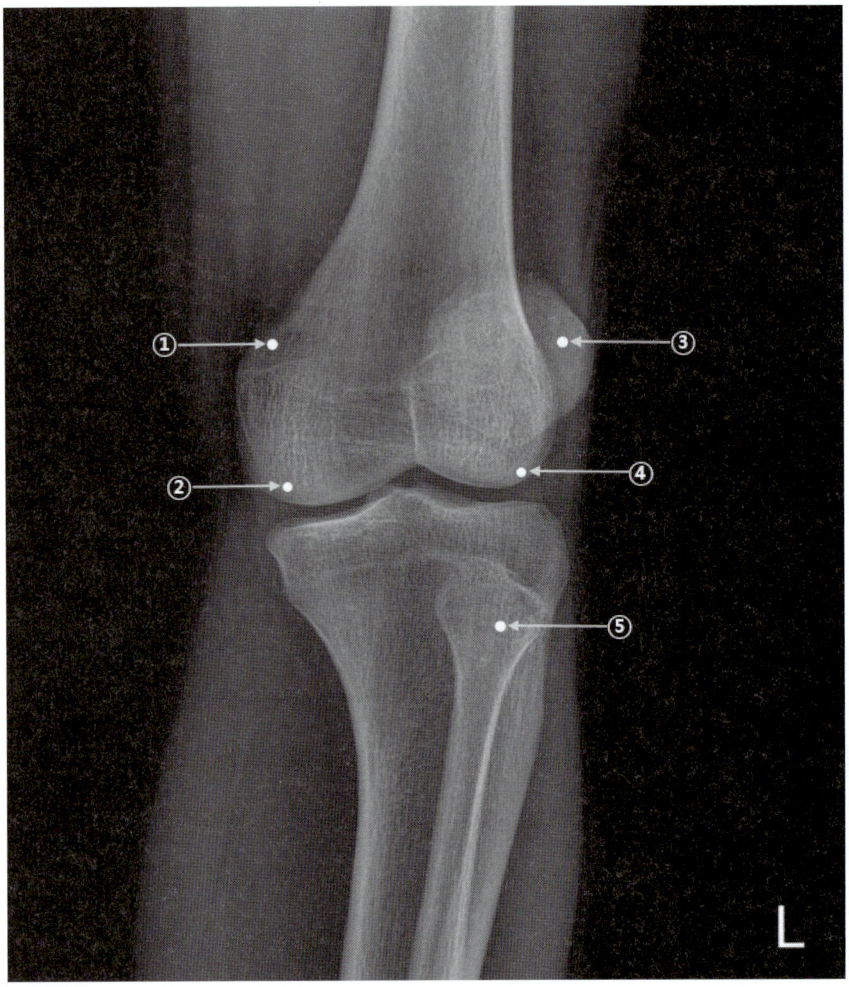

① : 안쪽위관절융기 (Medial epicondyle)

② : 안쪽관절융기 (Medial condyle)

③ : 무릎뼈 (Patella)

④ : 가쪽관절융기 (Lateral condyle)

⑤ : 종아리뼈머리 (Head of fibula)

실습한 Knee AP Lateral Oblique Projection 영상을 붙여 봅시다.

실습한 영상 붙이는 곳

Knee AP Lateral Oblique Projection 검사방법에 대해 작성해 봅시다.

04 무릎관절 측방향 검사

Knee Lateral Projection

1 검사목적

무릎관절 부위의 골절 및 탈구, 변형 등 관찰

- Patella fracture
- Distal Femur & Proximal Tibia fracture

2 검사방법

1) 환자는 옆으로 누운자세로 한다.
2) 무릎관절을 영상수용체 중심에 오도록 맞춘다.
3) 검사쪽 무릎을 20 ~ 30도 굴곡시킨다.
4) 정측면 자세가 될 때가지 몸과 다리의 회전을 조절한다.
5) 영상수용체(IR)의 장축에 대해 무릎과 다리가 정렬되게 한다.

3 중심선

무릎관절 중앙을 향해 머리쪽으로 5 ~ 7도 입사

4 실습 시 평가사항

1) 조사야 크기를 적절하게 조절한다.
2) 먼쪽 넙다리뼈, 무릎뼈, 몸쪽 정강뼈와 종아리뼈가 측면상으로 잘 나타나야 한다.
3) 넙다리뼈의 안쪽 및 가쪽 관절융기가 겹쳐서 나타나야 한다.
4) 뼈의 구조와 연부조직이 잘 나타나야 한다.
5) 표지자(side marker)는 적절한 위치에 있어야 한다.

5 조사야 크기

10 × 12 inch (24 × 30 cm)

6 검사조건

kVp	mAs	SID(cm)

7 영상평가 기준에 따른 자가 진단 평가

☐ 탁월 ☐ 우수 ☐ 보통 ☐ 미흡

8 실습을 통한 최종 점검 및 평가

번호	평가내용	그렇다	보통이다	아니다
01	무릎관절 측방향 검사방법을 설명할 수 있다.	☐	☐	☐
02	무릎관절 측방향 검사를 스스로 시행하고 영상을 평가할 수 있다.	☐	☐	☐

memo

9 영상 해부학

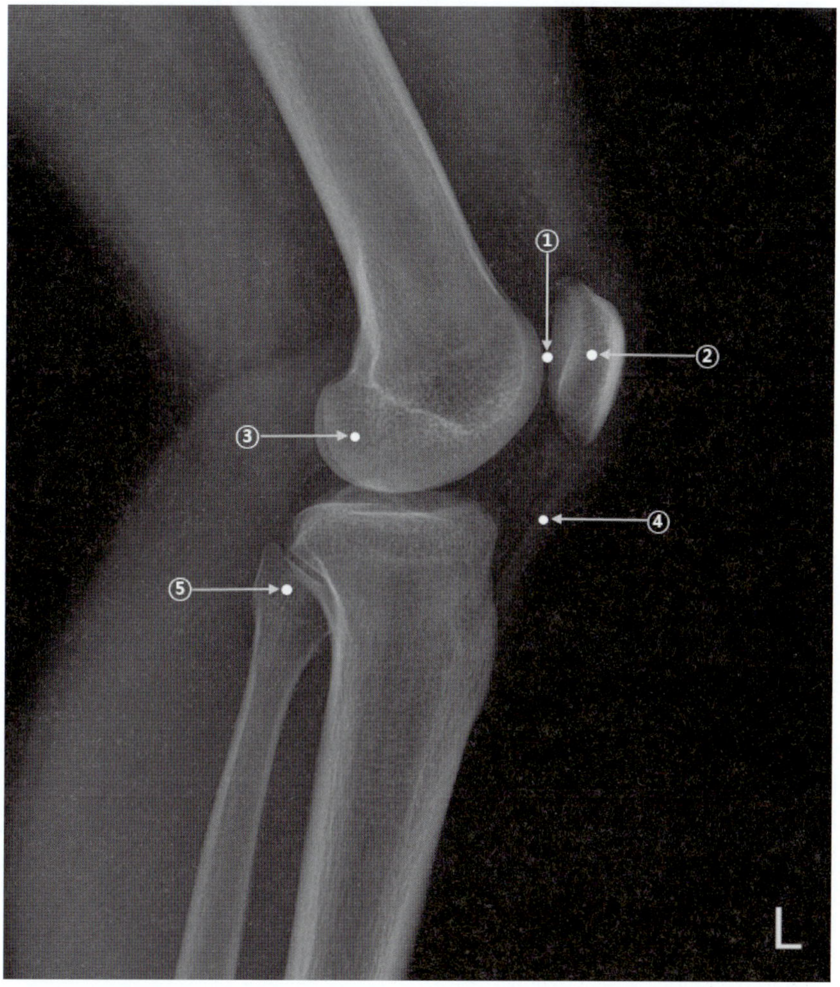

① : 무릎넙다리관절 (Femoropatellar joint)

② : 무릎뼈 (Patella)

③ : 넙다리뼈 관절융기 (Condyle of femur)

④ : 무릎인대 (Patella ligament)

⑤ : 종아리뼈머리 (Head of fibula)

실습한 Knee Lateral Projection 영상을 붙여 봅시다.

실습한 영상 붙이는 곳

Knee Lateral Projection 검사방법에 대해 작성해 봅시다.

05 무릎뼈 접선방향 검사

Patella Tangential Projection

"Settegast법"

1 검사목적

무릎뼈의 세로골절, 탈구 및 아탈구, 변형 등 관찰

- Patella Vertical fracture
- Patella Subluxation & Dislocation

2 검사방법

1) 환자는 엎드린 자세로 한다.
2) 검사쪽 무릎관절을 영상수용체 중심에 오도록 맞춘다.
3) 90도가 될 때까지 천천히 무릎을 굽힌다.
4) 자세가 유지될 수 있도록 조절 및 고정시킨다.

3 중심선

넙다리무릎관절 장축에 대해 15 ~ 20도 입사

4 실습 시 평가사항

1) 조사야 크기를 적절하게 조절한다.
2) 융기사이고랑, 먼쪽 넙다리뼈, 무릎뼈가 잘 나타나야 한다.
3) 넙다리무릎관절 공간이 잘 나타나야 한다.
4) 뼈의 구조와 연부조직이 잘 나타나야 한다.
5) 표지자(side marker)는 적절한 위치에 있어야 한다.

5 조사야 크기

10 × 12 inch (24 × 30 cm)

6 검사조건

kVp	mAs	SID(cm)

7 영상평가 기준에 따른 자가 진단 평가

☐ 탁월 ☐ 우수 ☐ 보통 ☐ 미흡

8 실습을 통한 최종 점검 및 평가

번호	평가내용	그렇다	보통이다	아니다
01	무릎뼈 접선방향 검사방법을 설명할 수 있다.	☐	☐	☐
02	무릎뼈 접선방향 검사를 스스로 시행하고 영상을 평가할 수 있다.	☐	☐	☐

memo

9 영상 해부학

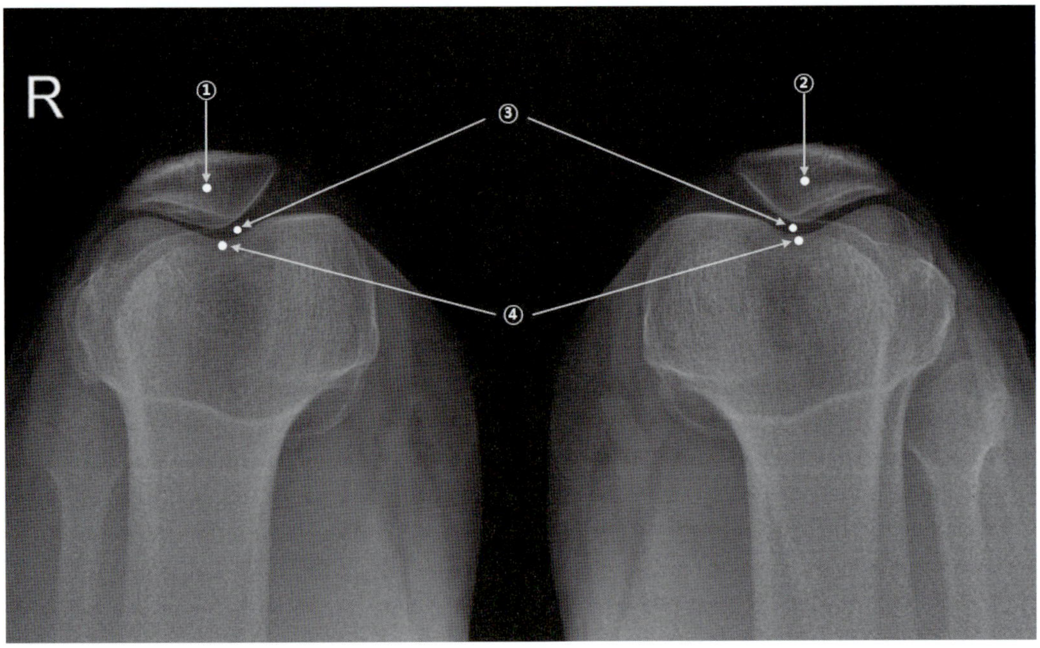

① : 오른쪽 무릎뼈 (Right Patella)

② : 왼쪽 무릎뼈 (Left Patella)

③ : 무릎넙다리관절 (Femoropatellar joint)

④ : 융기사이고랑 (Intercondylar sulcus)

실습한 Patella Tangential Projection [Settegast법] 영상을 붙여 봅시다.

실습한 영상 붙이는 곳

Patella Tangential Projection [Settegast법] 검사에 대해 작성해 봅시다.

06 융기사이오목 후전 축방향 검사

Intercondylar fossa PA Axial Projection "Hombladpeople법"

1 검사목적

융기사이오목, 넙다리관절융기, 융기사이융기 등 관찰

- Intercondylar fossa
- Intercondylar eminence

2 검사방법

1) 환자는 엎드린 자세(무릎을 꿇고 엎드린 자세)로 한다.
2) 검사쪽 무릎관절을 영상수용체 중심에 오도록 맞춘다.
3) 검사쪽 넙다리뼈를 세워 넙다리뼈가 영상수용체면에 70도가 되도록 굽힌다.
4) 자세가 유지될 수 있도록 조절한다.

3 중심선

융기사이오목을 향해 수직 입사

4 실습 시 평가사항

1) 조사야 크기를 적절하게 조절한다.
2) 융기사이오목이 잘 열려져 나타나야 한다.
3) 융기사이융기, 정강뼈 관절면, 무릎관절 공간이 잘 나타나야 한다.
4) 뼈의 구조와 연부조직이 잘 나타나야 한다.
5) 표지자(side marker)는 적절한 위치에 있어야 한다.

5 조사야 크기

8 × 10 inch (18 × 24 cm)

6 검사조건

kVp	mAs	SID(cm)

7 영상평가 기준에 따른 자가 진단 평가

☐ 탁월 ☐ 우수 ☐ 보통 ☐ 미흡

8 실습을 통한 최종 점검 및 평가

번호	평가내용	그렇다	보통이다	아니다
01	융기사이오목 후전 축방향 검사방법을 설명할 수 있다.	☐	☐	☐
02	융기사이오목 후전 축방향 검사를 스스로 시행하고 영상을 평가할 수 있다.	☐	☐	☐

memo

9 영상 해부학

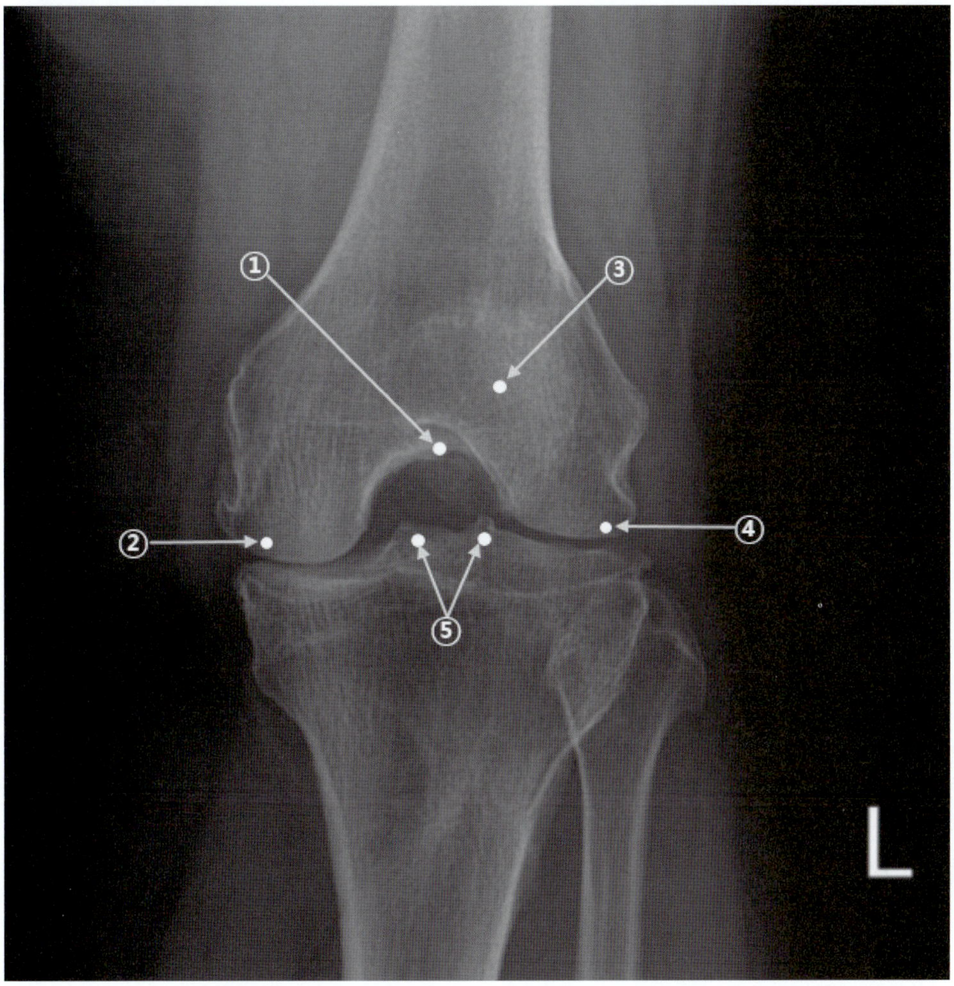

① : 융기사이오목 (Intercondylar fossa)

② : 안쪽관절융기 (Medial condyle)

③ : 무릎뼈 (Patella)

④ : 가쪽관절융기 (Lateral condyle)

⑤ : 융기사이융기 (Intercondylar eminence)

실습한 Intercondylar fossa PA Axial Projection [Holmblad법] 영상을 붙여 봅시다.

실습한 영상 붙이는 곳

Intercondylar fossa PA Axial Projection [Holmblad법]
검사에 대해 작성해 봅시다.

09

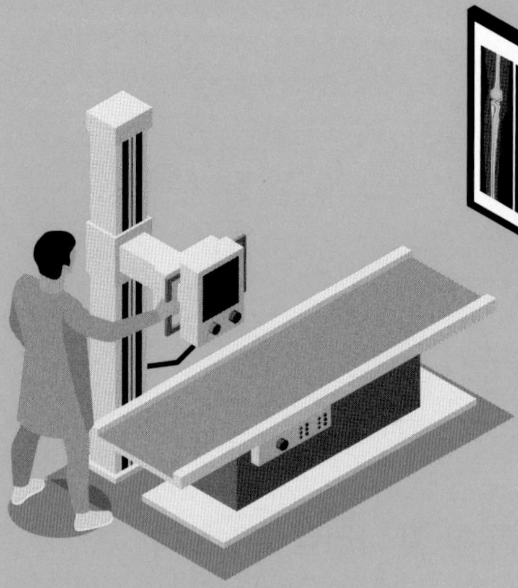

하퇴부와 넙다리뼈

Lower leg & Femur

학습목표

❶ 하퇴부 전후방향 검사를 시행할 수 있다.

❷ 하퇴부 측방향 검사를 시행할 수 있다.

❸ 넙다리뼈 전후방향 검사를 시행할 수 있다.

❹ 넙다리뼈 측방향 검사를 시행할 수 있다.

01 하퇴부 전후방향 검사

Leg AP Projection

1 검사목적

하퇴부의 골절 및 병변, 변형 등 관찰

- Tibia & Fibula fracture
- Lower leg의 soft tissue

2 검사방법

1) 환자 앉은자세 또는 바로누운자세로 한다.
2) 검사쪽 다리를 펴고, 정전후(True AP)자세가 되게 무릎 및 다리를 조절한다.
3) 다리의 장축이 영상수용체(IR)면과 평행되게 한다.
4) 가능한 무릎관절과 발목관절이 포함되도록 한다.

3 중심선

다리의 중앙에 수직 입사

4 실습 시 평가사항

1) 조사야 크기를 적절하게 조절한다.
2) 전체 정강뼈와 종아리뼈가 잘 나타나야 한다.
3) 가능한 발목관절과 무릎관절이 포함되어 나타나야 한다.
4) 뼈의 구조와 연부조직이 잘 나타나야 한다.
5) 표지자(side marker)는 적절한 위치에 있어야 한다.

5 조사야 크기

14 × 17 inch (35 × 43 cm)

6 검사조건

kVp	mAs	SID(cm)

7 영상평가 기준에 따른 자가 진단 평가

☐ 탁월　☐ 우수　☐ 보통　☐ 미흡

8 실습을 통한 최종 점검 및 평가

번호	평가내용	그렇다	보통이다	아니다
01	하퇴부 전후방향 검사방법을 설명할 수 있다.	☐	☐	☐
02	하퇴부 전후방향 검사를 스스로 시행하고 영상을 평가할 수 있다.	☐	☐	☐

memo

9 영상 해부학

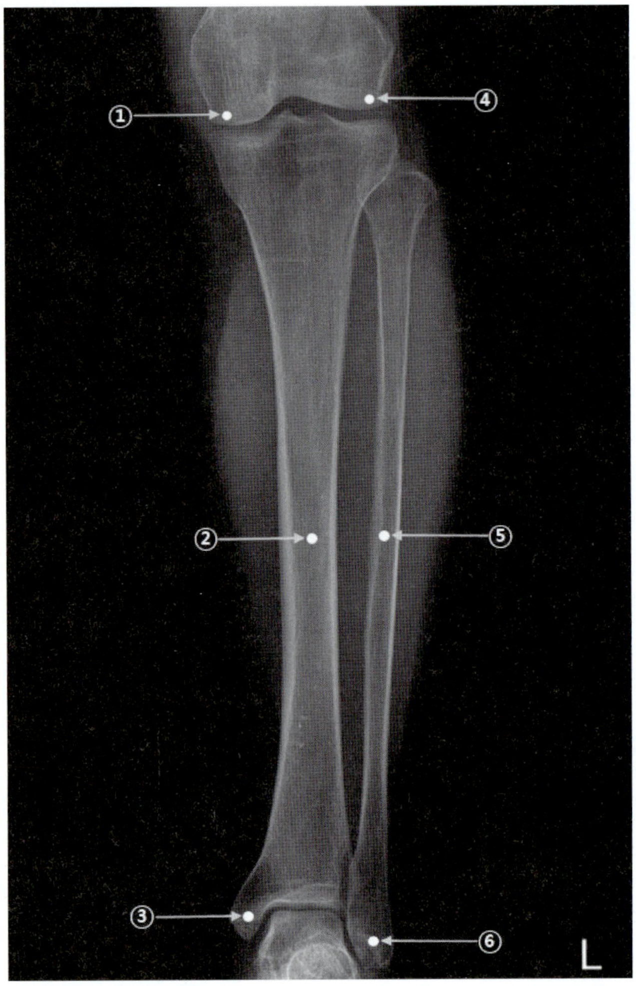

① : 안쪽관절융기 (Medial condyle)

② : 정강뼈 (Tibia)

③ : 안쪽복사뼈 (Medial malleolus)

④ : 가쪽관절융기 (Lateral condyle)

⑤ : 종아리뼈 (Fibula)

⑥ : 가쪽복사뼈 (Lateral malleolus)

실습한 Leg AP Projection 영상을 붙여 봅시다.

실습한 영상 붙이는 곳

Leg AP Projection 검사방법에 대해 작성해 봅시다.

02 하퇴부 측방향 검사

Leg Lateral Projection

1 검사목적

하퇴부의 골절 및 병변, 변형 등 관찰

- Tibia & Fibula fracture
- Lower leg의 soft tissue

2 검사방법

1) 환자는 옆으로 누운자세로 한다.
2) 검사쪽 무릎을 약 45도 굽히고 다리가 정측면 자세인지 확인한다.
3) 정측면 자세가 될 때가지 몸과 다리의 회전을 조절한다.
4) 다리의 장축이 영상수용체(IR)면과 평행되게 한다.
5) 가능한 무릎관절과 발목관절이 포함되도록 한다.

3 중심선

다리의 중앙에 수직 입사

4 실습 시 평가사항

1) 조사야 크기를 적절하게 조절한다.
2) 전체 정강뼈와 종아리뼈의 측면상이 잘 나타나야 한다.
3) 가능한 발목관절과 무릎관절이 포함되어 나타나야 한다.
4) 뼈의 구조와 연부조직이 잘 나타나야 한다.
5) 표지자(side marker)는 적절한 위치에 있어야 한다.

5 조사야 크기

14 × 17 inch (35 × 43 cm)

6 검사조건

kVp	mAs	SID(cm)

7 영상평가 기준에 따른 자가 진단 평가

☐ 탁월 ☐ 우수 ☐ 보통 ☐ 미흡

8 실습을 통한 최종 점검 및 평가

번호	평가내용	그렇다	보통이다	아니다
01	하퇴부 측방향 검사방법을 설명할 수 있다.	☐	☐	☐
02	하퇴부 측방향 검사를 스스로 시행하고 영상을 평가할 수 있다.	☐	☐	☐

memo

9 영상 해부학

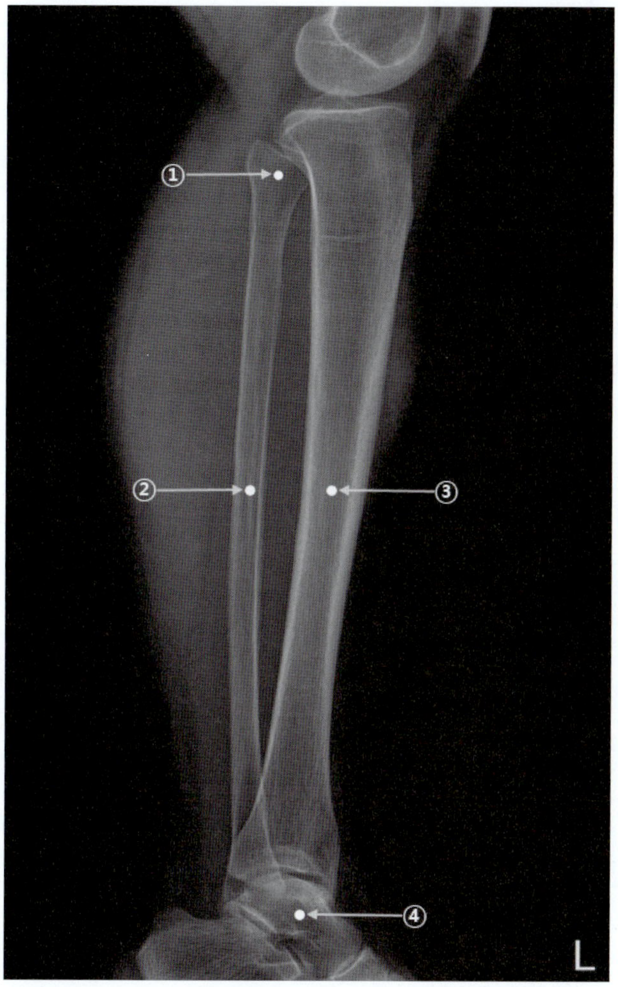

①: 종아리뼈머리 (Head of fibula)

②: 종아리뼈몸통 (shaft of fibula)

③: 정강뼈몸통 (shaft of tibia)

④: 목말뼈 (Talus)

실습한 Leg Lateral Projection 영상을 붙여 봅시다.

실습한 영상 붙이는 곳

Leg Lateral Projection 검사방법에 대해 작성해 봅시다.

03 넙다리뼈 전후방향 검사

Femur AP Projection

1 검사목적

넙다리뼈 부위의 골절 및 병변, 변형 등 관찰

- Femoral head & neck fracture
- Femur shaft fracture

2 검사방법

1) 환자는 바로누운자세로 한다.
2) 검사쪽 넙다리를 영상수용체(IR)면 중앙에 오도록 한다.
3) 검사쪽 넙다리가 정전후(True AP)자세가 되게 조절한다.
4) 넙다리뼈 목부위가 잘 나타나도록 발을 안쪽으로 15도 회전시킨다.
5) 가능한 엉덩관절과 무릎관절이 포함되도록 한다.

3 중심선

넙다리뼈 중앙에 수직 입사

4 실습 시 평가사항

1) 조사야 크기를 적절하게 조절한다.
2) 전체 넙다리뼈가 잘 나타나야 한다.
3) 가능한 엉덩관절과 무릎관절이 포함되어 나타나야 한다.
4) 뼈의 구조와 연부조직이 잘 나타나야 한다.
5) 표지자(side marker)는 적절한 위치에 있어야 한다.

5 조사야 크기

14 × 17 inch (35 × 43 cm)

6 검사조건

kVp	mAs	SID(cm)

7 영상평가 기준에 따른 자가 진단 평가

☐ 탁월 ☐ 우수 ☐ 보통 ☐ 미흡

8 실습을 통한 최종 점검 및 평가

번호	평가내용	그렇다	보통이다	아니다
01	넙다리뼈 전후방향 검사방법을 설명할 수 있다.	☐	☐	☐
02	넙다리뼈 전후방향 검사를 스스로 시행하고 영상을 평가할 수 있다.	☐	☐	☐

memo

9 영상 해부학

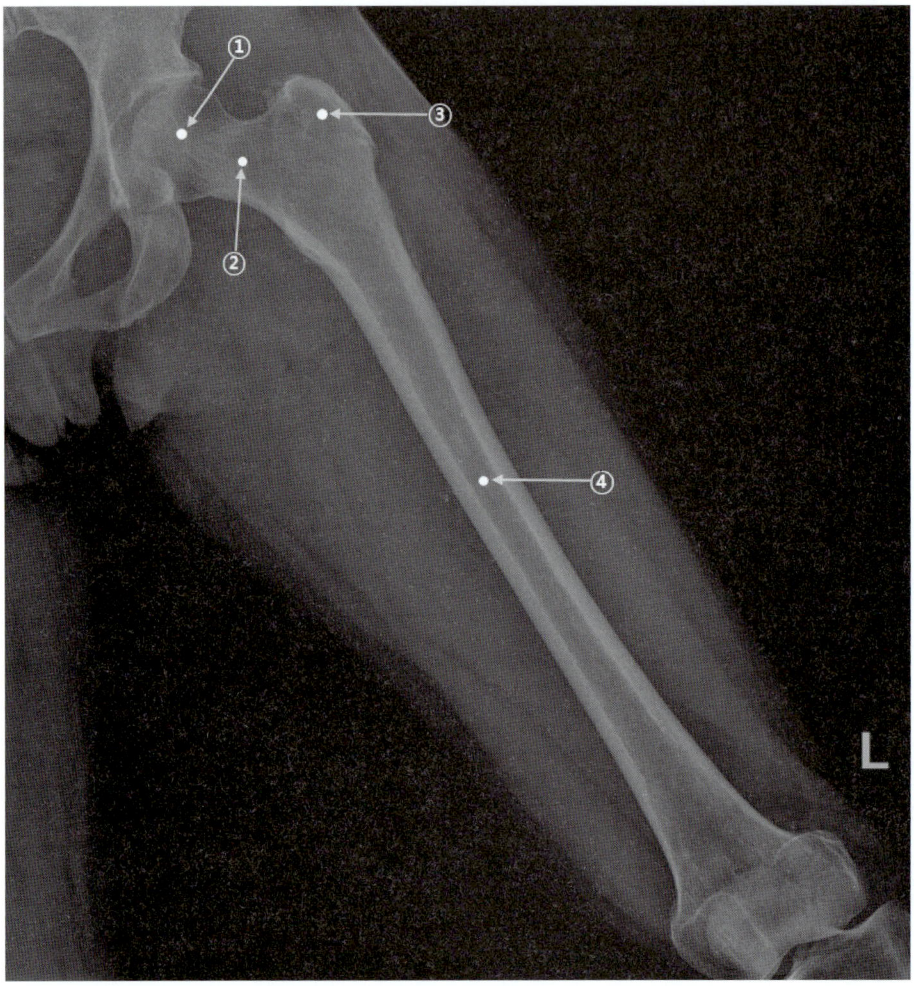

① : 넙다리뼈머리 (Head of femur)

② : 넙다리뼈목 (Neck of femur)

③ : 큰돌기 (Greater trochanter)

④ : 넙다리뼈몸통 (shaft of femur)

실습한 Femur AP Projection 영상을 붙여 봅시다.

실습한 영상 붙이는 곳

Femur AP Projection 검사방법에 대해 작성해 봅시다.

04 넙다리뼈 측방향 검사
Femur Lateral Projection

1 검사목적

넙다리뼈 부위의 골절 및 병변, 변형 등 관찰

- Femoral head & neck fracture
- Femur shaft fracture

2 검사방법

1) 환자는 검사쪽을 아래로 한 옆으로 누운자세로 한다.
2) 검사쪽 넙다리를 영상수용체(IR)면 중앙에 오도록 한다.
3) 검사쪽 엉덩관절의 겹침을 방지하기 위해 검사쪽 넙다리 뒤로 반대쪽 다리를 놓아 지지하고, 골반을 약 15도 정도 뒤쪽으로 회전시킨다.
4) 가능한 엉덩관절과 무릎관절이 포함되도록 한다.

3 중심선

넙다리뼈 중앙에 수직 입사

4 실습 시 평가사항

1) 조사야 크기를 적절하게 조절한다.
2) 전체 넙다리뼈의 측면상이 잘 나타나야 한다.
3) 가능한 엉덩관절과 무릎관절이 포함되어 나타나야 한다.
4) 뼈의 구조와 연부조직이 잘 나타나야 한다.
5) 표지자(side marker)는 적절한 위치에 있어야 한다.

5 조사야 크기

14 × 17 inch (35 × 43 cm)

6 검사조건

kVp	mAs	SID(cm)

7 영상평가 기준에 따른 자가 진단 평가

☐ 탁월 ☐ 우수 ☐ 보통 ☐ 미흡

8 실습을 통한 최종 점검 및 평가

번호	평가내용	그렇다	보통이다	아니다
01	넙다리뼈 측방향 검사방법을 설명할 수 있다.	☐	☐	☐
02	넙다리뼈 측방향 검사를 스스로 시행하고 영상을 평가할 수 있다.	☐	☐	☐

memo

9 영상 해부학

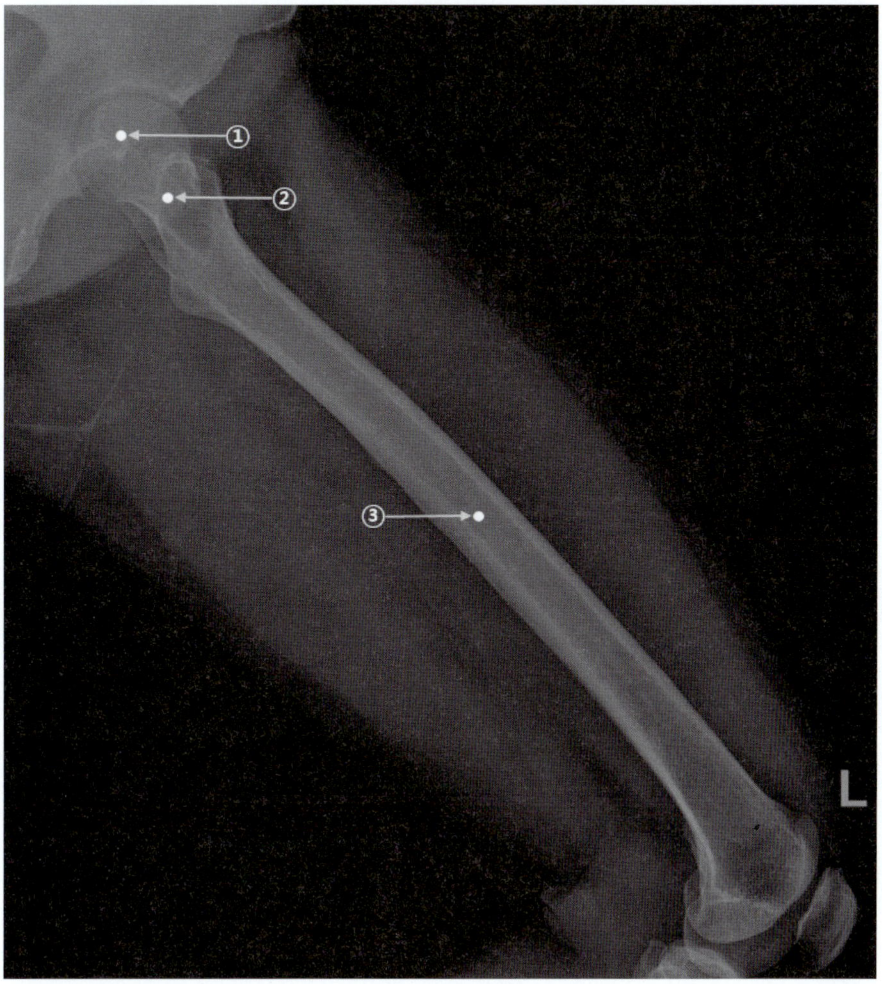

① : 넙다리뼈머리 (Head of femur)

② : 넙다리뼈목 (Neck of femur)

③ : 넙다리뼈몸통 (shaft of femur)

실습한 Femur Lateral Projection 영상을 붙여 봅시다.

실습한 영상 붙이는 곳

Femur Lateral Projection 검사방법에 대해 작성해 봅시다.

방사선영상학 실습 I

2024년 8월 10일 초판 발행
2026년 3월 3일 초판 2쇄 발행

저 자 장현철 · 나길주 · 우창우 · 이기백
신정섭 · 조평곤 · 장경환 · 주명식
발행인 윤 진 영
발행처 도서출판 대학서림
주 소 03076 서울시 종로구 혜화로 2길 8
전 화 02) 763-1220, 744-2811
팩 스 02) 744-1210
등 록 1965. 1. 20
번 호 1-88
정 가 25,000원

ISBN 978-89-6940-334-6 93510
www.daihaks.com